早期發現早期治療最重要

子宮癌

值得信賴的
女醫師系列
6

北里大學醫學部婦產科講師
上坊敏子／著
林瑞玉／譯

品冠文化出版社

作者專訪

子宮癌是容易治療的疾病，並不可怕，要勇於接受治療

☼什麼是妳成為婦科醫生的關鍵呢？

我是在一九四八年出生於名古屋。在大學醫學部畢業以前的這二十四年，一直都住在名古屋，算是土生土長的名古屋人。父親是普通的薪水階級，母親是專職的家庭主婦，下有兩個弟弟。可說是生長在一個與醫生或醫學扯不上關係的家庭。親戚中也沒有人當醫生，認識的唯一醫生，只有我常去看病的那名醫生而已。

大概是從中學起吧！當個醫生的願望在我心裏萌芽，雖處在這種環境中，但沒有人阻止我往這條路走，父母都很尊重我的意思。

進入名古屋大學的醫學部，對於我這個土生土長的名古屋人來說，是再自然不過的事了。名古屋人當地志向和國立志向很強，在我就讀的高中，有很多人到名古屋以外的

地方參加考試，也都只報考東大、京大。但我卻以「本地大學為志向」而努力用功。

在大學學了很多，但最後卻選了婦科。

原因是這科不但包含了生產、荷爾蒙及不孕治療等內科，還包含了癌症、肌瘤的手術等外科，是發展比較廣的科系，因此深深的吸引了我。而且患者全都是女性，以我本身來說，若要選醫師，當然以女醫師為優先考慮。

至於為何會專攻癌症？要追溯到我剛出道時，我主治的一位癌症患者順利的生存下來，幾年後，她回來對我說：「醫生，看我這麼有元氣」，我在興奮之餘，下定終生以此為業。

再加上對於志在醫學的人，癌症仍舊是最受矚目的研究題材。我想要擊敗那個會使人死亡、會令人痛苦、會令家屬悲傷的癌症，想到此，我的鬥志便湧現了。

☼ 妳蠻早結婚的嘛！可不可談談妳的家人

大學畢業兩個月後我就結婚了，那年我二十四歲，明年就是銀婚了。外子大我四歲，是大學時代的朋友。因他在相模原上班，所以我選擇北里大學醫院。

我能長期心無旁騖的埋首於工作中，都是靠外子給我強力的支撐。另外一點我一定

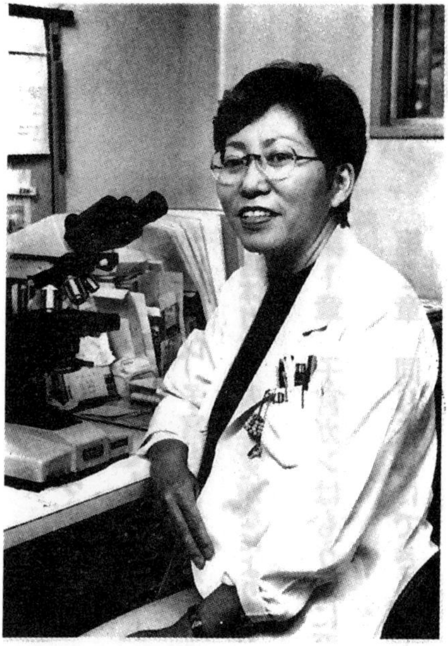

用顯微鏡觀察癌細胞的上坊敏子醫師

要感謝，你或許會感到意外，那就是「我的外子不是醫生」。回到家之後，夫妻倆便是極普通的對話，在「哇哈哈」的笑聲中，讓我覺得特別安詳。若要擴展自己的視野，就必須能以廣泛的角度來探討，方能保持人類的平衡。正是因為如此，我這位上坊醫師才得以成長。

女兒二十二歲，現在在我們的母校學生物學。她是在我第二年的結婚紀念日出生的，當時我一直工作到懷孕三十六週。

在我請產假前的最後那一天，剛好值班。有位懷孕三十六週的孕婦到醫院來，我忘記自己也將臨盆，不斷告訴她「再用力一點，再用力一點」，與她一起進行呼吸法，護士們見狀飛奔而來，對我說：「大夫，快停止。如果連醫生都開始陣痛，那豈不是得叫救護車了……」這一則令人難忘的小插曲。如今我的女兒已是名大學生，寄住在我名古屋的娘家中。外子說我們現在「是第二次新婚生活？」或是「在預習老後的生活呢？」

二人享受著難得的獨處。

☼ 談談妳給子宮治療者的建議

婦科的癌症，比各位所想像的容易治療。尤其是子宮頸癌，只要早期發現，治癒率達百分之百。像0期的子宮頸癌等，根本不需保險給付，輕易就能治好。即使是有些進行的癌，要治癒也絕非難事。所以，現在如果知道是子宮頸癌，都應告知患者本人。

當別人告訴你「你得到癌症了」，應該沒有人能泰然處之吧！但是，在告知的同時，也應告訴患者「這是能治癒的癌症，要努力接受治療」，讓他們放心。

總之，不要自怨自艾，要有儘早打敗疾病的信心。

最傷腦筋的就是有「反正已經沒救了」的念頭，而放棄任何的治療。

婦科的癌症，只要好好接受治療，完全治癒率比高血壓或糖尿病等慢性病都來得高。不要恐懼，好好的聽醫師的說明接受治療。要戰勝癌症，不論在治療或是日後的照顧，都必須找一位值得信賴的醫生。要找到好醫生的捷徑，就是要從平常值得信賴的家庭醫生找起。對你的身體、性格、家庭環境都很了解的家庭醫生，由他來替你介紹適當的婦科醫生或醫院是最好不過了。

目錄

第2章 同樣是出現在子宮的頸癌與體癌，性質完全不同

第4章　子宮癌的治療要選擇最適合患者的方法

第5章 治療後，出院後要積極恢復身心的健康

體驗1　子宮頸癌

手術後已經過了六年，如今能笑談住院生活

町田市　中村美千代（四十歲）

慶幸能遇到癌症的專門醫師

隨著外子的調職而搬到福岡，差不多過了一年以後，生理痛突然加劇，出血量也增加很多。而且在生理期的前一週，分泌物中一定摻有血液。

「可能是子宮肌瘤吧！」雖然有點擔心，但老么才一歲，根本沒辦法離手，在不熟悉的環境中也不知上哪兒找醫院，就這樣拖了兩年。聽到阿姨死於癌症的消息時，心中突然有一種很不好的感覺，到附近的婦產去檢查是在六年前，當時我是三十四歲。

現在回想起來，當時能及時去接受檢查實在是太幸運了。這家醫院的醫生，是長期在癌症的檢診車上負責診察的人，是子宮癌的專家。通常都只是稍微採取一些組織便算結束，但我卻上了兩次檢診台，採取了十幾個以上的組織。

「中村女士，為了慎重起見，我必須採取一些組織，可能會稍微有出血現象」，並讓我看採下的組織，我才知道採了不少。檢查的結果有二～三個組織非常可疑，醫生也詳細的為我說明。醫生當時用「糜爛」來表示我的狀況，並說我是屬於細胞診分類CLASSⅠ（正常）到CLASSⅤ（癌）中的Ⅲ和Ⅳ之間的狀態，最好是動手術。

但是家裏尚有兩名幼子，在福岡又沒有親戚，實在無法住院，於是我告訴醫生，想在娘家附近的醫院……，醫生就幫我介紹位於神奈川縣北里大學醫院。

「中村女士，妳一定得去好的醫院。通常在不很清楚的狀態下，在小醫院缺乏適當照料之下很可能會喪命」，給我這些忠告的醫生，就像是我的救命恩人，至今我仍滿懷感激。

我得的是癌症嗎？活在疑神疑鬼的陰影中……

在北里大學醫院動手術是在那年的夏天。

現在像我這種初期的頸癌，大都會告知本人，但在六年前，社會的意識尚沒有這麼進步。當然院方也只是在另一個房間對外子說明，叫我在同意書上蓋章即可，這樣反倒讓我起了更大的疑心。

當時，住院患者之間流傳著一種不成文的規定，「對得到完全癌症的人，絕不可告知他本人」，所以在我的腦海裏充滿了各種問號，「為什麼不叫我去？」「為什麼除生理痛以外別無其他症狀的我，必須拿掉子宮、卵巢、淋巴結呢？」「到底我得的是什麼病？」這些一直在我腦海盤旋不去。

告知，真的是很困難的問題，但在當時，我想不僅是我、外子，連醫生都很痛苦。

即使如此，上坊醫師卻明快的告訴我「我們決定拿掉妳的子宮」，當時覺得沒什麼大不了，反倒讓我產生勇氣，「好，我一定要加油」。主治醫師的力量可真大。手術後肚子還會痛，排尿困難，很痛苦，我告訴上坊醫師這些情形，她卻拍拍我的肩膀說：「不行、不行，中村女士，不要自己製造症狀。」

光想痛苦、疼痛，真的就自己帶到那種情境去，自己輸給自己。以開朗的心看看周圍，六十幾歲的人，和我動一樣的手術，她們都能忍下來，才三十幾歲的我，怎可在此掉眼淚。

從那之後，我成為病房的偶像。雖然我也是病人，但不知不覺中照顧其他人已成為我日常的工作，大家都叫我「小美、小美」，人緣好的很。

放射線治療的副作用困擾著我

不過，最令我震驚的是，手術結束後體力也逐漸恢復，正高興「不久就能出院了，可以和孩子團聚了」之時，病理檢查的結果，卻叫我必須繼續接受放射線治療。

他們還是只對外子說明，所以令我又有了「為什麼……」「為何……」等痛苦的自問自答。最後我只能有所覺悟，告訴自己「一切都是為求完善」。

放射線是從腹部、陰道和兩邊照射。照射放射線，大家通常都會有下痢、沒食慾、腹痛等嚴重的副作用，但我在照射期間都沒出現這些副作用，反倒食慾好的很。不過，到結束那時，卻出現嚴重的下痢和食慾不振，連續五天都沒有進食，瘦了三公斤。

此外，照放射線時，必須把膀胱的殘尿全都解乾淨，但是疲弱的膀胱肌肉，再怎麼努力也排不出尿，訓練起來真的很痛苦。因為這些痛苦的經驗，所以後來雖只是平常的排尿，都會讓我充滿感謝之心。

出院後麻煩仍不斷……

再談談出院後的失敗談吧！因長期不在家，所以回家後即告訴自己「要加油」。從當天就開始曬被子、打婦，恢復平常的生活。但是右腳卻浮腫，連陰部也腫起來。趕緊去找上坊醫師，她告訴我「休息最重要」。拿掉淋巴結，或是照射放射線時都特別容易腫。要重拾家事，一定得慎重才行。

醫師開給我利尿劑，並教我能消除腳腫脹的褲襪、按摩法等。

「中村女士，千萬不要焦躁，一定要有充分的休息！」這是醫師要我謹遵的守則。

此外，手術後持續服了兩年的藥，副作用使我的肝機能惡化，感冒不容易好，拿掉卵巢引起肩膀酸痛加劇，骨骼衰弱……病後的種種障礙頻頻出現，但慶幸的是手術後已平安的渡過五年，現在已將進入第七年。

孩子們也長大了。今後，很有朝氣的用笑臉對外子及孩子們說「慢走」、「回來了」將是我的工作。

體驗2　子宮頸癌

即使是高齡，只要早發現早治療，還是能健康長壽

橫濱市　南田絹江（八十三歲）

些微的出血是發現的關鍵

我今年八十三歲了，接受子宮頸癌手術的那年是七十六歲，所以至今已有七年了。當時能將不好的東西全都切除，才能健康的活到今天，真是太慶幸了。

那年，是我丈夫死後的隔年……我的身心都處於衰弱的狀態。

最初是排尿時發現尿液呈淡粉紅色，這種狀態持續一週，令我感到不安，於是趕快到附近的婦產科就診。到我這個年齡的人

，大都羞於上婦產科，但是我卻拿出勇氣，斷然決定去檢查，才會有日後的好結果。

檢查的結果，醫生對我說：「可能是糜爛，但為了慎重起見，還是去國立醫院接受診察較好。」

於是從國立醫院轉到北里大學醫院……。可能是因為我是高齡，才介紹我到北里大學醫院。事實上在國立醫院，是因為我「已超過七十歲，要動手術有些……」，幾乎要放棄我了，令我深受打擊。

後來回想起來，正因為轉到北里大學醫院，遇到上坊醫師，才能得到最好的治療，撿回我這條老命，真是太幸運了。不過，七年前還不像現在，會坦率的告訴患者得癌症。醫師也考慮到我的年齡，以「疑似腫瘤」的說法告訴我。

上坊醫師笑著對我說：「如果是現在，我一定會明白的告訴妳。」時代真是變得太快了。像我這種初期的子宮頸癌，現在已是理所當然該告知患者本人的「能治癒的癌症」了。

「手術經過五年了，還能活得這麼健康的南田女士，正是最好的例子」。當醫生這麼說時，我也感到很高興，我一定要努力活到二十一世紀……我心裏這麼想著。

放射線治療過後再動手術

因為考慮到我的年齡，最好是不要動手術，因此一開始是用放射線治療。放射線總共從腹部上方照射二十五次，從陰道照射六次。每天都要照射一定的時間，星期六、日則休息。放射線的副作用非常痛苦，第十天前都還好，過了十天以後就開始下痢，食慾盡失。完全沒有味覺，吃的東西索然無味。放射線照射的部位，剛好在恥骨附近，至今腰際都還留有黑黑的照射痕跡。

持續接受放射線照射的結果，還是以「為求完善」為由而動了子宮與卵巢的全切除術。

一旦要動手術，因先有國立醫院的事，而讓我猶豫不決。但上坊醫師對我說：「即使是超過九十歲的人，我們也是在確信能完全治癒的情況下才會動手術。南田女士除子宮以外身體還很健康，只要把壞掉的部分拿掉，您還是可以活得健健康康。」讓我產生勇氣。後來打聽之下才知道醫師曾治好九十五歲的患者，比起來我還算年輕呢！

我生性樂觀，不會考慮太多。我已經有所覺悟「現在即使拿掉子宮及卵巢，我也能過得很好。今後要努力的目標是不要再讓人操心」，將一切都交給上坊醫師。醫師也對我的長男詳細的說明，讓他們了解。

即使高齡也不要猶豫，務必接受檢診

手術順利的結束了。以我的年齡來說，經過算是順利，手術後應該住院兩週的，我卻是十天就出院了。一般似乎都會出現種種的後遺症，但我卻沒有痛苦的記憶，要說有的話，就是手術後的傷口痛，以及暫時的排便不順吧！告訴上坊醫師「傷口有拉扯痛」時，她則說：「南田女士，即使只是小小的割傷也會痛吧！

更何況是在肚子上劃上一刀，當然會痛囉！」我這才了解。當醫師說：「沒問題，很快就會復原了」時，我真的覺得就快好了。

醫師的「沒問題、沒問題」，對我來說，彷彿是有魔法一般，能讓我安心。

手術後十天即被告知可以出院，以及最近對醫師說：「醫師，您真的很細心」時，她卻說：「是嗎？現在啊，拆線的隔天就能出院了呢！」上坊醫師就這麼豪爽、開朗，跟她說話，心情也會變得開朗。能遇到好醫師真的非常重要。

以我過來人的經驗來奉勸各位，婦科檢診要持續一生。即使過了七十歲、八十歲，只要有子宮或卵巢，還是要接受檢診。此外像是不正常的出血等，只要稍感不對，不要覺得不好意思，拿出勇氣去敲婦科的門。

當時，我要是覺得「年紀都這麼大了……」而猶豫不去檢查，恐怕也活不到今天了。高齡者動手術，的確負擔會比較大，恢復大多會比較遲。但是，只要碰到值得信賴的醫師說：「可以動手術」，那奉勸你一定要勇敢的和醫師配合。因為我就是這樣拾回一條命，健康活到現在的……。

現在我每半年接受一次檢診，很慶幸的，血液檢查、細胞檢查都很正常。

雖說已經八十三歲了，但在老人會中我還很年輕。最喜歡逛百貨公司，今天才跟大我二歲的前輩去大採購呢！老人能量全開，讓我每天都過得很快樂。

體驗3　子宮頸癌

留下子宮和卵巢，鐳射療法讓我平安的生下兩個孩子

相模原市　田中理惠（三十五歲）

初次的檢診即發現異常

在我的娘家，媽媽及外婆均動過子宮癌的手術。慶幸的是至今二人都還健在，我想我家可能有癌症遺傳的體質。因此，我三十歲時，一接到相模原市寄來的癌症檢診通知，我就趕快去了。

老實說，我覺得自己還年輕，根本沒料到子宮癌已慢慢向我靠近……。

最初的檢診結果，通知我到北里大學醫院檢查一次。

三週後，檢查結果出來了。子宮頸部發現有前癌狀態的細胞

。醫師告訴我：「若放任不管的話可能會發展成癌，最好是動手術。」

為了將能生產，於是決定接受鐳射療法

當時，我的長子才剛滿三歲，我們正期待著第二個孩子的來臨。雖只是前癌狀態，但我還年輕，孩子又那麼小，況且我還想再生一個……，霎那間把我推入恐慌之中。但上坊醫師及北里大學醫院的醫師們，他們詳細的說明，去除了我內心的不安。

以我的情形來說，鐳射手術就已足夠。這種手術不需住院，只要到醫院照個三十分鐘，當天就能回家。他們舉個例子給我聽，「就像是看牙醫，只是局部麻醉拔個牙而已」。當然，我還保留了子宮和卵巢，將來還是可以生產，平安生下孩子的患者多的是。

醫師的說明，再加上擔任眼科醫生的外子說的話，將我的不安一掃而空。有醫學知識的外子說：「前癌狀態是每個人都會有

的狀態。如果運氣好發現的早，早期拿掉會比較安心的話，那就不必擔心，趁早動手術較好。」他的這番話，是我最大的解救。

因此，雖然檢診的結果給了我很大的打擊，但到手術前我的心情就平靜多了。

手術後才一個小時，我就自己開車回家

排隊等候手術，約等了一個月。雖是局部麻醉，但器具進到體內的那種違和感還是感覺得到，不會痛。手術約三十分鐘就結束了，然後在病房躺一個小時後就回家了。

我是自己開車去醫院，又自己開車回家的，由此可見手術是多麼簡單。

當天，我是回娘家休息，但感覺有如生理期，下腹部有沈重感，不過，還不需要服止痛藥。隔天，我也是自己開車回家，接著就是忙小孩的事，恢復普通生活。只是在出血期間，尚不能泡澡。

尤其是手術後，並沒有不可做什麼，不可吃什麼……等限制，這對患者來說，算是沒什麼負擔的小手術。一週後，進行手術後的檢討，再隔一週，手術切除部分的病理結果出來了。

「田中女士，病理檢查的結果是0期的頸癌。趁早把它拿掉真是太好了」，聽了醫師這番話，我再度受到震撼，不過這次是手術後，而且結果也很好，才讓我的心情又趨於平靜。

現在，0期癌症有百分之百的治癒率，聽說不包括在癌症保險的給付內。我因為早期發現，能及時將它完全撲滅，真的是太幸運了。

沒有流、早產之虞，在預產期自然分娩

醫師告訴我，不要在手術後的半年至一年內懷孕，因此我只好靜待解禁的日子到來，慶幸的是我如願的懷孕了。產科醫師說我的子宮頸有切掉一些，也許會提早生產。除此之外，沒什麼需要特別注意的地方。

因為身邊還有老大，所以懷孕期間也無法靜養，還是和平常一樣活動，所幸沒有流產及早產的危險，剛好在預產期那天以自然分娩的方式平安生下次子。

這個孩子今年將滿三歲，如果可以，我還想再來一個……因為我的體調好的很。

只要發現得早，子宮癌並不可怕

應該是偶然吧！我的母親也是由上坊醫師執刀，動了子宮體癌的手術。母親是因停經後不正常的出血而立刻去看醫生，才得以在早期階段將體癌切除。現在仍是活得健健康康。

祖母則是在我高中時動了子宮頸癌的手術，現在依然健在，這也要歸功於二十年前能早期發現早期治療，才能將癌症根治。我自己也沒想到會得癌症的情況下接受檢診，不料卻因此發現早期的癌症，還好沒釀成嚴重的後果。

很多人對於團體檢診常畏縮不去，尤其以孩子還小、太忙等為由而拒絕，但以我本身的經驗來說，從三十歲開始就該定期接受檢診。正因為孩子還小，母親的健康才更顯得重要……。

至今，我仍是每半年接受一次檢診，以三十五歲為一個階段，這次我也接受體癌的檢診。因為遺傳了母親的體質，不得不未雨綢繆。

體驗4　子宮體癌

丈夫的支持是最大的力量，夫婦同心致力於手術後的恢復

橫濱市　野村智子（六十五歲）

被告知罹患子宮體癌時腦裏一片空白

去年春天開始，身體狀況便持續不佳。原本血壓就高，胃也不好，可能是年紀大了，狀況才會變差……，所以一直都以為是內科方面的毛病。

後來發現有茶色的「分泌物」。心想「停經已經那麼久了，怎會這樣」，正感到奇怪時，一週後突然又有類似生理期的大量出血，於是趕緊去買生理用的衛生棉。

慌慌張張的趕快去北里大學醫院的婦科看病。初診開始就一

直是上坊醫師看的。我已經十年沒有進行癌症檢診了，因此順便做了各種檢查。

一週後，檢查結果出爐，醫師告知我是「子宮體癌」。

雖然預料到結果非比尋常，但實際被告知是癌症時，腦海裏一片空白，呆呆的說不出話來。

幸好外子陪我進診察室，最後總算才清醒過來，但……。

對醫師的信賴及外子的鼓勵是我最大的支柱

絕望之餘，連醫師的說明都好像是在夢中聽到似的，但是上坊醫師說：「野村女士，妳的體癌是早期的，是鐵定能治好的癌症，所以我才會明白告訴妳。在這裏，有最優秀的醫師及設備，妳就安心的在這裏治療吧！」這番強而有力的話，震撼了我的心弦，讓我覺得安心。

對醫師的信賴，打從第一次見面時就已建立。所以我完全沒有考慮要轉院或找其他醫生看。

在住院前的一週，是如何渡過的呢……感覺像是在夢中。我們膝下無兒女，只有夫妻倆相依為命地活到現在，此時，深深感受到丈夫的存在，真是莫大的恩典。

丈夫若無其事的說：「只要把不好的部分拿掉就能治好，不用擔心，沒問題的。」這番話是我最大的解救，「是的，我一定要努力」，因此而產生元氣。

但另一方面，因我的父親及妹妹都死於癌症，所以「萬一我要是死了該怎麼辦……」的恐懼及不安，一直在我腦海裏揮之不去，每天都活在這種矛盾中。

手術後的疼痛讓我實際感受到動過大手術

為了防止轉移，以防萬一，於是將子宮全部切除，兩邊的卵巢也拿掉，連淋巴結也廓清，進行廣泛全子宮切除術。

共住院一個月，幸運的是我只施行外科手術，並沒有再接受放射線治療及化學療法。不必經歷痛苦的副作用。

這是因為早期發現才能倖免於難。後來醫師告訴我，都是因為妳一有症狀出現馬上就醫所致。

但是，既是大手術，手術後腹部的疼痛應不難想像。有一陣子，連要起床都很辛苦，為免傷口疼痛，想要動一動身子都很痛苦。可能是手術後未滿一年的緣故吧！至今只要天氣不好，肚子就會痛，傷口也有刺刺的感覺。

在家人的支持下進行出院後的復建工作

出院後，因腹部無法用力，沒法拿重物，實在很傷腦筋。不要說買東西了，連裝好水的茶壺都提不起來。擰個毛巾腹部也會痛。當然吸塵器也推不動了，只能用條小小的抹布來擦，推吸塵器的工作就落在丈夫身上。連手往上舉都會影響到肚子，所以連要曬衣服也沒辦法。

最近可能是淋巴液的關係，單腳有些浮腫。雖然一再告誡自己不可焦躁……，但是當身體不能自由活動時，心情也會跟著消沈、焦躁。

不過，值得慶幸的是，在這個年紀生病，長我十歲的丈夫能很有精神地隨時陪在我身邊。他非常健康，任何事都會幫我，我覺得，只要我倆同心協力，一定可以共度這個難關。我無意要渲染我們夫妻間的感情，但家人的支持，是病人最大的鼓勵，是良藥，是活下去的能量，這點正是我要強調的。

為增加體力，每天走路

今天，我們兩人也一起走到鎌倉，進行步行訓練。不每天努力，就沒辦法增加體力，便何況步行也是解除便秘不可或缺的良方。出院的第二天，我就走到附近的百貨公司。那天真的覺得很累，是跛著回家的。

絕對不能焦躁，但不管有事沒事，每天一定要來回走單程需七~八分鐘的路到超市去。因為這樣的訓練，現在我已經能輕輕鬆鬆到鎌倉及小田原散步了。在我生病前，我們就常去旅行，因此，等到我的體力增加了，我們計畫再到各地去旅行，這個目標，也是我們的訓練得以持續的原動力。

再發的不安雖一直在我腦海裏盤旋，但除了祈禱之外又能怎樣。除定期接受檢診外，在飲食上也積極攝取能防癌的食物。我家的餐桌上，最近都是些黃綠色蔬菜、蕈類、大蒜等對防癌有效的食物。今後，在完全恢復以往的生活之前，我一定要有耐心的以恢復體力為目標。

第1章

子宮癌已非會死亡的疾病了

子宮癌的治癒率年年提高

●早期的子宮頸癌治癒率達百分之百

癌症造成的死亡，自一九八一年以來，躍升為我國死亡率的第一位。

國人每三～四人中即有一人因癌症而死的事實，加深了國人癌症＝死亡的觀念。

但是子宮癌方面，每年都有令人振奮的消息傳來，這點希望大家一定要了解。

子宮癌包括靠近陰道的頸部所形成的「子宮頸癌」，以及在其深處體部所形成的「子宮體癌」，其中又以子宮頸癌的**治癒率**，有明顯的提升。

左邊的圖表，是女性癌症的**死亡率**。這裏是將子宮頸癌、體

治癒率　癌症治療後若五年內沒有復發，視同已經治癒，五年生存率也稱為治癒率。

死亡率　在此是指對總死亡者數而言的癌症死亡率。

女性癌症死亡率之演變

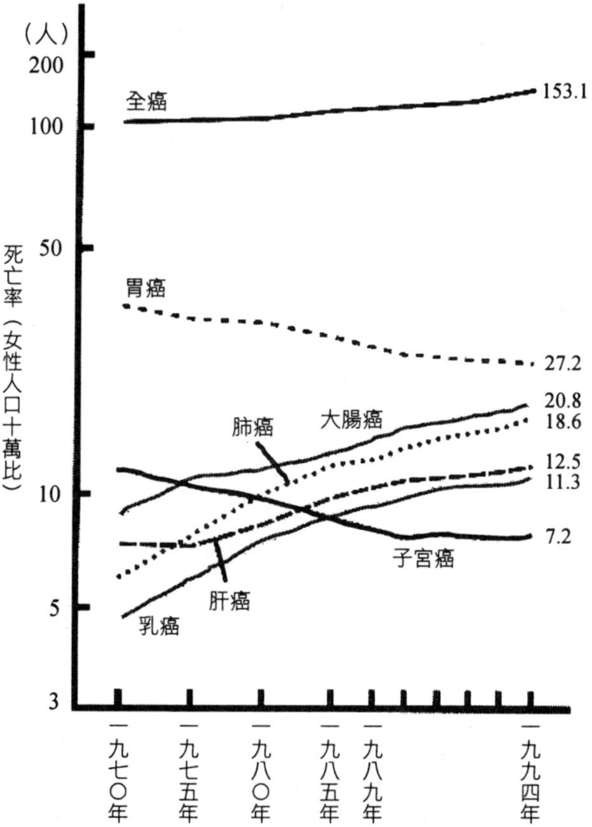

●資料　厚生省「人口動態統計」

罹患率

罹患某種疾病的比率。在此是指在女性癌症當中，罹患子宮癌的比率。

癌都算是「子宮癌」。至一九七四年為止，子宮癌的死亡率是僅次於胃癌，佔第二位。

但是後來卻逐年減少，現已退到第六位。

可能有人會認為「是不是得子宮癌的人減少了」，但子宮癌的**罹患率**與以往一樣，仍然是女性的大敵。

原因是罹患子宮癌的人，因治癒率提高而降低了死亡率。

請看我服務的北里大學醫院的資料（參照表1），關於子宮頸癌，如果是0期、Ⅰa期的早期癌，治癒率已達百分之百。也

表1　北里大學醫院中子宮頸癌的五年生存率
（1971～1988年）

0　期	100%
Ⅰa 期	100%
Ⅰb 期	83%
Ⅱ　期	75%
Ⅲ　期	43%
Ⅳ　期	20%

就是凡接受治療的人，全都能治好。

即使是Ｉｂ期的頸癌，治癒率也有八十三％，Ⅱ期有七十五％，Ⅲ期也有四十三％，連Ⅳ期的癌症治癒率也有二十％。

看看神奈川縣立癌症中心的統計，０期、Ｉａ期的子宮頸癌治癒率，同樣都是達百分之百。

表２的全國平均，出現比這更低的數值，但早期癌的良好治療成績，由此可以明確確認。

表２　全國子宮頸癌的五年生存率

（1971～1988年）

進行期	治療症例	5年生存例（%）
I	22788	19342（84.9）
II	14757	9657（65.4）
III	10238	4140（40.4）
IV	2241	308（13.7）
計	50024	33447（66.9）

（日本婦產科學會　1997年）

日本婦產科學會
全日本的婦產科醫師幾乎都屬於婦產科學會。

子宮頸癌，只要早期發現，接受適當的治療，是治癒率非常高的癌症。

●子宮體癌也是「治癒癌症」的優等生

那麼，子宮體癌又如何呢？

根據表3的**日本婦產科學會**的資料，被當成對象的體癌患者當中，約七十%能存活五年以上。

其中早期的Ⅰ期發現的人約七十八%，Ⅱ期約六十五%，有

表 3　全國子宮體癌的五年生存率
（1986 年）

進行期	治療症例	5 年生存例（%）
I	793	620（78.2）
II	221	144（65.2）
III	69	23（33.3）
IV	42	7（16.7）
計	1125	794（70.6）

（日本婦產科學會　1997 年）

相當高的治癒率。這麼好的治療成績，良好的Ⅰ期的人佔體癌患者全體約七十％，Ⅱ期的人約占二十％，而體癌的特徵是治療成績不良的Ⅲ、Ⅳ期的患者非常少。

根據這些資料，可知子宮體癌也是非常容易治癒的癌症。

檢診的普及是早期發現的最大功臣

子宮癌治癒率的提升，都是因為包含**團體檢診**在內的檢診之普及，以及診斷術的進步所致。再加上治療技術的進步，才能造就這樣的功績。

子宮頸癌的檢診，根據老人保健法，自一九八三年起，以年滿三十歲以上的女性為對象開始進行。

收到通知，就應去接受檢查，當然也可以自行到醫院，或經由住院健康檢查等管道來檢查。

早期的子宮頸癌，幾乎完全沒有自覺症狀，如果自己不積極去接受檢查，是很難發現的。這點請各位一定要記住。

團體檢診

根據老人保健法（一九八三年）施行，在全國的市區町村實施癌症檢診（胃、子宮頸、體部、肺、乳房、大腸），是保健事業的一環。分車檢診方式及設施檢診方式，各自治體所定的方法不盡相同。

不正常出血
與月經無關，從性器出血。

停經
週期性月經終了。

人乳頭瘤病毒
也是成為疣等原因的一種病毒。這種病毒的感染，有可能會發生子宮頸癌。

此外子宮體癌的檢查，也從一九八七年開始進行了。體癌的檢診者有門檻，子宮頸癌檢診的受診者當中，最近六個月以內有**不正常出血**的人，需符合以下的條件：①滿五十歲以上、②**停經**後、③沒有懷孕的經驗、月經不順，若符合以上任何一項條件的人，才能接受體癌的檢診。

不過，即使沒有以上條件中的任何一項，只要醫師認為需要，還是可以接受檢診。相信今後不論是個人或公司的定期檢診，或是住院檢診等，也能逐漸落實體癌的檢診。

從結婚後開始，只要活著都要接受檢診

●即使二十歲層，只要結了婚就要接受子宮頸癌的檢診

在第2章中將會詳細說明，而子宮頸癌據說是因性行為而感染到**人乳頭瘤病毒**所引起的。

因此，與年齡及已婚未婚無關，只要是平常有性經驗的人，大家都有危機。

當然，二十歲層就結婚的人也包含在內。從後面的年齡分布圖表來計算，發現二十歲層的人得頸癌的人也占全體的四％。二十歲層得頸癌的人也比從前增加三倍。

一般是三十歲以後才會收到頸癌的檢診通知，但我奉勸各位，千萬不要等到那時，最好是「結婚後就要接受檢診」。

年輕人或許會羞於上婦產科，而結婚一年以內的人約有八十％的人會懷孕，不妨趁此機會一起做癌症的檢診。

此外，不易受孕的人，也可以趁著看不孕門診時順便做一下癌症檢診。

即使發現得了癌症，若是早期的，尚可留住子宮及卵巢，只要切除病灶，日後照常可以懷孕生子。

最近，在子宮頸部的上皮細胞被發現有**前癌病變（化生）**的十歲層女性增加了。這是十歲層年輕人有性經驗的人增加的證據，這不也反映出現代的社會形態嗎？

●癌症檢診的間隔以一年一次較安心

前癌病變（化生）

變成癌之前的狀態。用陰道放大鏡觀察，大多是泛白的。經由細胞診也能輕易發現。

扁平上皮癌

因覆蓋在子宮頸部表面的多層扁平上皮的變異而形成的癌症。易與單層的柱狀上皮形成交界。

頸部腺癌

從子宮頸部的腺組織所發生的癌症，在子宮頸癌中發生率只一成，是比較少見的癌症，但初期階段很難被發現。特徵是對放射線的感受性不好。最近有增加的趨勢。

若上次的檢診都正常，那以每年一次為基本。

但是最近根據外國的報告，有人提出「若持續三年皆為陰性（無異常），則往後每三年進行一次檢診即可」的論調。

也就是說，若三年均無異常，則視為是完全正常的狀態。即使在非檢診的期間得了癌，也只是初期的癌，即使在間隔二年後的檢診中發現，還是能及時應付。

我認為檢診信賴度頗高的**扁平上皮癌**，可用這種論調。將以前的檢診結果帶去給醫生看，與醫生商量後檢診的間隔拉開也無妨。

但是對於很難發現的**頸部腺癌**，若逃過一次的檢診，則三年再檢診時，發現就可能為時已晚。若是一年一次，則這次漏掉，明年可能就會被發現，為求安心起見，我覺得頸癌檢診還是一年一次較好。

況且，若三年才一次，難道不怕時間隔太久而忘記嗎？

碰到患者討厭來檢診或偷懶時，我會奉勸她們「與其得癌症時要常上診察台，一年來一次不是較聰明嗎？」難道妳不這麼認為嗎？

●檢診無年齡限制，只要有子宮就得接受檢診

「醫師，我都這把年紀了，還得去檢診嗎」，這是六十歲以上的女性時常問我的問題。

言外之意似乎是在說：「我早就已經不是女人了……。」請看下頁的癌症年齡分布圖。

不要說六十歲層，就連七十歲層的人照常會得癌症。事實上，不管在哪家醫院，都有很多年紀大的癌症患者住院。

其中有很多都是因為「都這個年紀了還……」而不去接受檢診，結果延誤病情，演變到Ⅲ期、Ⅳ期。

癌症這種東西，是正常細胞變成的，但在轉變成癌細胞之前，需要長年累月的時間，所以也有可能是記憶深處的某次性行為而導致頸癌的發生。

現在是七十五歲，因進行癌而住院，如果在六十五歲時就好

子宮頸癌、子宮體癌的年齡分布

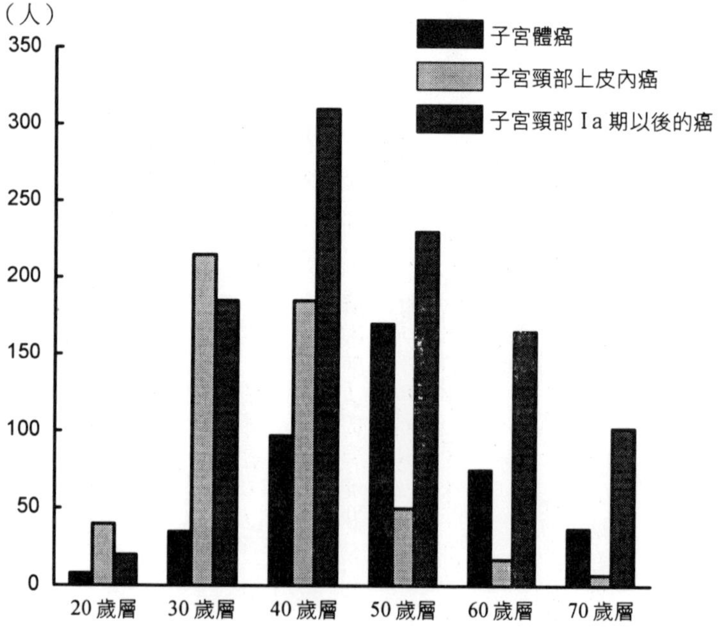

（北里大學醫院　1971～1996 年）

好的接受檢診，也許在尚能治癒的階段接受治療，痊癒的機會比較大。遺憾的是，年紀越大，能接受的治療法就越少。

另外，體癌是常發生在四十歲以後的癌症，所以不要猶豫，要定期檢診。

若發現有不正常的出血等異常時，就要立刻去求診。

即使年齡大，但只要有子宮，都有可能會得頸癌或體癌，所以檢診是沒有年齡限制的。

我常說「趁自己還可以處理身邊的事時，快來檢診」。年紀越大，越要愛惜自己的身體。

我還曾經治療過一位九十五歲的老婆婆的癌症呢！

●Ⅲ期、Ⅳ期的頸癌患者未減少

事實上團體檢診並非就沒有問題。例如，從神奈川縣檢診車的實際資料來看，較令人擔心的是，最近檢診的受診者數及癌症的發現率都有達到頂點的傾向。

意思就是說，每年來接受檢診的人大致都已固定化，而新的受診者卻都沒什麼增加。

每年固定都來接受檢診的人，若比率越高，則這些人的癌症發現率當然就會下降。

問題是那些叫也叫不來的人。就好像是在學校屢屢被老師罵的學生們，功課不做就是不做一樣。

不來接受檢診的患者中，不乏已經進行到Ⅲ期、Ⅳ期的頸癌患者，我想這也是進行症例減不下來的原因之一吧！

●檢診是要讓各位不要忘記子宮癌是「可治好的疾病」

我也負責為北里大學醫學院的職員們做子宮癌的檢診，令我感動的是，每年都會定期來接受檢診的女性非常多。

為什麼呢？因為她們看太多未接受檢診而後悔莫及的癌症患者，能夠了解那種悲慘。

我並不是不能了解老年人或年輕女性，不接受集體檢診的心情。

婦科醫師若能像家庭醫師那樣，能以誘導的方式讓女性朋友去接受定期檢診是最理想不過了，但遺憾的是目前的體制是行不通。本來，自已的身體就得自已管理，所以還是得靠自已的覺悟，積極去接受檢診才行。

以受診的動機別來看癌症的三年相對生存率資料，同樣是子宮癌，有症狀才來看門診的人，其三年生存率是八十％，但從檢診中發現的人，其三年生存率卻達九十七％，差距非常大。

此外，有症狀後再來求診的人當中，轉移到其他臟器的人有三十五％。相較之下，從檢診中發現子宮頸癌的人，有轉移的人不過才五％。

從這些數字，大家應該可以了解在毫無症狀時，接受檢診而發現子宮癌是多麼重要了。

高明的診斷術是早期發現不可或缺的

●用細胞診＋組織診來診斷

子宮癌的檢查法已經確立，並沒有什麼「最新的〇〇」法。

在第3章中將為各位詳細敘述子宮頸癌，首先要進行細胞診。用棉棒或木片、刷子等刮除子宮壁取得細胞，再用顯微鏡來觀察。

若有可疑之處，再進行組織診。取組織時，要用陰道鏡（陰道放大鏡）觀察子宮的入口，確認可疑的部分。

其次是子宮體癌時的細胞診，要用細的特殊塑膠管或刷子等深入到子宮深處，靠著吸引或摩擦來取得體部的細胞。

若有可疑之處再進行組織診，此時要用刮匙等搔刮用的器具，取得子宮內膜的組織以供檢查。子宮體癌時，若用子宮鏡，也可在直視下觀察體部。

知道是癌時，為調查其擴展的情形，就要利用CT電腦斷層掃描、MRI、膀胱鏡等做進一步的檢查。

這樣的檢查及診斷，可以提升子宮癌的治癒率。

注意！子宮體癌不斷增加

最近，我國子宮癌的傾向，有逐漸改變的趨勢。

在日本，子宮頸癌與子宮體癌以往都是以頸癌的發生佔壓倒性的多數，佔子宮癌全體的九十％。

因此，一般說到子宮癌，幾乎都是指子宮頸癌。

但是，最近子宮體癌的比率卻逐漸增加，以全國來說，恐怕已是頸癌七、體癌三的比率了。

表4是北里大學醫院開院以來，子宮癌的症例數的調查表。

一九七一年～一九七四年的四年內，頸癌有一〇五個症例，但過了約二十年後的一九九三年～一九九五年的三年內，症例增加到一五三個。

再看看體癌，一九七一年～一九七四年的四年內，只有八個症例，但一九九三年～一九九五年的三年內，卻已增加到一〇〇個。

表4　年度別子宮體癌、頸癌症例數
（上皮內癌除外）

年　度	體癌（%）	頸癌（%）
1971～74	8（7.1）	105（92.9）
1975～77	19（15.1）	107（84.9）
1978～80	22（16.7）	110（83.3）
1981～83	26（18.1）	118（81.9）
1984～86	51（29.3）	123（70.7）
1987～89	62（32.5）	129（67.5）
1990～92	84（38.2）	136（61.8）
1993～95	100（39.5）	153（60.5）
計	372（27.5）	981（72.5）

（北里大學醫院）

子宮癌中的頸癌比率，已從初期的九十二・九％年年下降至六十・五％，而佔子宮癌整體中七・一％的體癌，約二十年內卻已增加到三十九・五％。由表4的數字，可以了解體癌的比率逐年上升的情形。

這不僅是北里大學醫院才有的現象，全國婦科的調查結果也出現同樣的傾向。

我自醫學部畢業是一九七三年，當時體癌只佔子宮癌的五%，由此可知增加的趨勢實在令人擔心。

體癌增加迅速的背景，可能是女性懷孕次數減少、肥胖、高血壓、糖尿病等，與體癌關係密切的疾病增加。

今後，除了對頸癌不可掉以輕心之外，對於持續增加的體癌也要多加注意，在健康管理上一定要嚴密監控才行。

第2章

同樣是出現在子宮的頸癌與體癌，性質完全不同

子宮是何等臟器

開始談談子宮癌吧！首先請先牢記子宮的位置及構造。

子宮是位於下腹部陰道深處的臟器，就像是一顆倒掛的洋梨。通常如雞蛋般大，**內腔長度**約七公分。前與膀胱，後與直腸相鄰。

陰道最深處即是子宮的入口，子宮頸部指的就是接近子宮入口三分之一的部分。有固定子宮的作用，同時也是血管和淋巴管的出入口。

內腔長度 從子宮底到子宮陰道部的長度。

頸部深處所剩的三分之二部分，是孕育胎兒的場所，也就是子宮體部。體部由硬的肌肉壁覆蓋，內面則由子宮內膜所覆蓋。體部深處，左右各有如小號（喇叭）狀的輸卵管延伸，在稍後方之處有卵巢。

仔細想想，人體內再也找不出像子宮這樣變化劇烈的臟器了。

圖1　子宮的位置

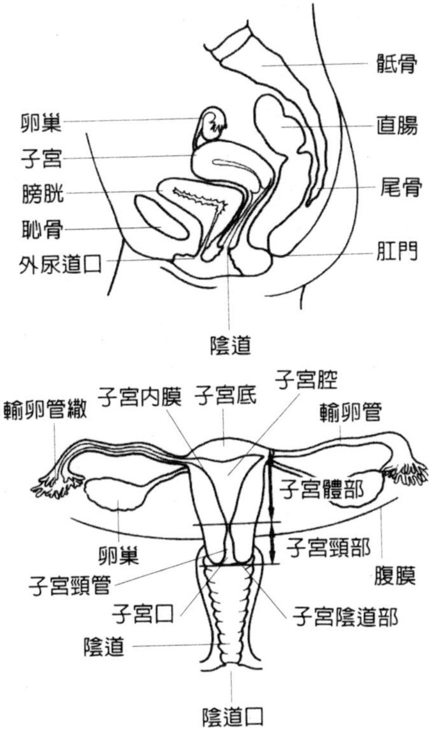

懷孕時，如雞蛋般大小的子宮，可以像氣球一樣脹大起來，胎兒出生後即又恢復原先的大小。等到停經後又逐漸縮小萎縮。

而且子宮肌肉的厚度，也會隨著年齡增厚、變薄……，在生育年齡是最厚的時候。

子宮的內膜也會配合**月經週期**，每個月都會**剝落**、再生。

這些劇烈的變化，與癌症有何關連呢？

為什麼二種癌症的差異如此之大

子宮癌可分為二種。一是出現在子宮頸部的子宮頸癌，另一個是出現在子宮體部的子宮體癌。

同一個子宮中，而且只有如雞蛋般大小的子宮所形成的癌症，就好像是雙胞胎。想必應該非常類似，但事實卻非如此……。

形成的部位只有數公分之差，為何會有如此大的差異，實在是不可思議。因為頸癌與體癌完全不同的。

首先就是發生的方法不同。發生後的擴展、癌症的構造、容

月經週期

月經結束後，卵巢分泌的雌激素量會增加，子宮內膜便開始增殖。第十四天引起排卵，分泌黃體酮。雌激素、黃體酮的分泌量會慢慢減少，排卵後的第十四天，下次的月經便開始。這個週期，以二十八天型的為標準。

剝落

子宮內膜脫離。

易發生的年齡，危險因子都不同。當然診斷法及治療法也不同。

同樣是在子宮生成的癌症，為何會有這麼大的差異，接下來將為各位說明。

子宮頸部與子宮體部，因功能不同，所以發生癌症的黏膜其本身的構造也完全不同。

子宮體部是孕育胎兒的場所，會配合懷孕週數擴大，因此**平滑肌**非常發達。

而覆蓋在體部內側的內膜，會隨每個月的月經剝落、再生。

子宮頸部則是固定子宮，支撐胎兒到足月時，並且有防止細菌入侵的作用。不像體部的肌肉，會在懷孕時明顯增大。

此外，頸部的黏膜，會分泌非常多的黏液，不像體部的內膜，會隨著月經來而剝落。

因為土壤不同，所以在此形成的癌症，其性質也就完全不同。

平滑肌 纖維沒有橫紋的肌肉。形成心臟以外的臟器及血管壁。

子宮頸癌——扁平上皮癌與腺癌

扁平上皮癌是因化生發展而成的

接著進入子宮頸癌的話題。子宮頸部的上皮分為二種：一種是圖2所示的「扁平上皮」多層上皮，這是由十五～二十層重疊的細胞所形成，越到表面，形狀越成扁平。底部則塞了許多小細胞。

另外一種是會分泌黏液、稱為「柱狀上皮」的單層細胞，位於比扁平上皮更深的地方，通常這二種上皮的境界非常分明。然而，一旦此境界部分發炎，上皮遭到破壞，為了修復，柱狀上皮會轉移成類似扁平上皮組織。如此一來，原本分明的界線，就會變得模糊。

如此形成的上皮稱為「化生上皮」，在製造這種化生上皮的過程，致癌因子會發揮作用，有時會進展成為癌症。

圖2　子宮頸部扁平上皮的組織模型圖

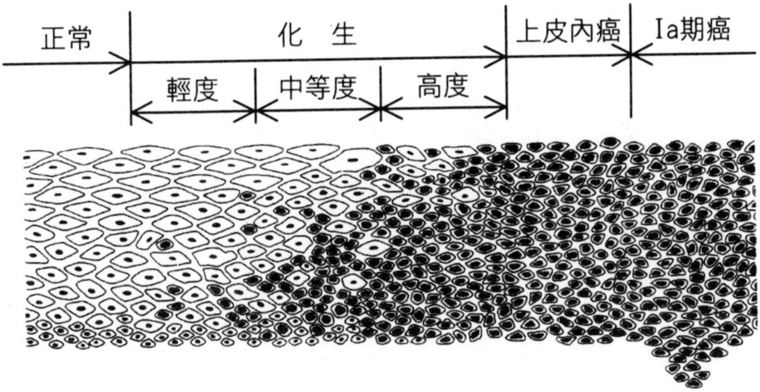

在此經過當中，成癌之前的狀態稱為「**化生**」。化生還分輕度及高度。輕度不需治療，只要定期接受檢診，觀察情況即可。因為有九十五%以上的可能性會消失。

若是高度的，化生成癌的可能性為百分之十五~百分之二十，所以，最好接受治療。在這個階段接受治療，最能安心。因「化生」而進展為癌的稱為「扁平上皮癌」，在頸癌中約占百分之九十。

腺癌是初期階段不易發現的癌

另外一種腺癌，是從子宮頸部的腺組織所產生的。據說最近有增加的趨勢

危險因子　會使癌發生危險較大的因子。

，不過也只佔頸癌的一成左右。

在初期階段，用細胞診或陰道鏡都很難發現，這是最大的困難點，所以診斷法的開發將是今後的課題。若是進行的症例，治療時對放射線的感受性低，這也是一大問題。

人乳頭瘤病毒可能是子宮頸癌的成因而備受矚目

子宮頸部的扁平上皮，「人乳頭瘤病毒」可能是引起異常癌性變化的原因，因此，最近正成為研究的對象。

簡單的說，人乳頭瘤病毒，就是會形成疣的一種病毒，目前發現五十～六十種之多。其中十六、十八、三十一、三十三號的病毒，被認為與扁平上皮癌的發生有密切關係。

這種病毒的特徵是由性交感染，因此，子宮頸癌的頭號**危險因子**就是性行為。

事實上，目前還找不到無性經驗的頸癌患者。

頸癌的高危險因子與性行為有關

目前的**疫學調查**已經顯示出最主要的危險因子是性經驗，再加上①懷孕、生產的經驗多，②初次性交的年齡年輕化，③性伴侶多等。根據我們與神奈川縣預防醫學協會合作，對十萬名檢診車受診者所做的問卷調查，結果也確認了同樣的因子。

在我們的調查中，用**口服避孕藥**或**避孕環**（ＩＵＤ）而過著自由性行為的人，化生的發現率很高。這些症例中，有些並沒有使用保險套，所以我們認為人乳頭瘤病毒感染的危險性很高。在不久的將來，如果連口服避孕藥都解禁時，那這個問題就必須更加注意。

如上所述，高危險因子全都與性行為有關，所以因性行為而感染的人乳頭瘤病毒，與化生、頸癌的發生都脫不了關係。

在性行為日漸開放的今天，對於子宮頸癌的發生將會造成多大的影響，實在令人擔心。

疫學調查

根據疾病、事故、健康狀態等，以地區、職域等多數集團為對象進行調查，統計這些原因及發生條件後加以公布。

口服避孕藥

用吞的避孕丸。是抑制排卵的荷爾蒙劑，在日本尚未被認可為避孕藥。

避孕環

插入子宮內的避孕器。能阻止受精卵著床，達到避孕效果。

將來經由早期發現會使患者年輕化

罹患子宮頸癌的患者年齡分布，巔峰期目前是四十歲層。

但是若以0期癌來看，三十歲層的患者非常多。將來如果三十歲層的人能積極接受檢診，也許子宮頸癌的年輕化時代就會到來。到時，大家就可以在0期階段診斷出，並接受治療。

如果女性在開始性生活之後，也就是二十幾歲結婚後就開始接受檢診，則頸癌發現年齡的顛峰會下降，子宮頸癌在形成癌症之前的化生階段即被發現並治療，那它就不再是可怕的疾病了。

子宮頸癌的進行情況

子宮頸癌的進行情況，請看圖3、表5的分類。

0期及Ｉａ期完全沒有自覺症狀，有的會在性行為時偶見接觸出血。在Ｉｂ、Ⅱ期時，則會出現有色的分泌物及不正常的出血。到了Ⅲ期時，除了會有不正常出血、分泌物之外，還會壓迫

圖 3　子宮頸癌的進行分類

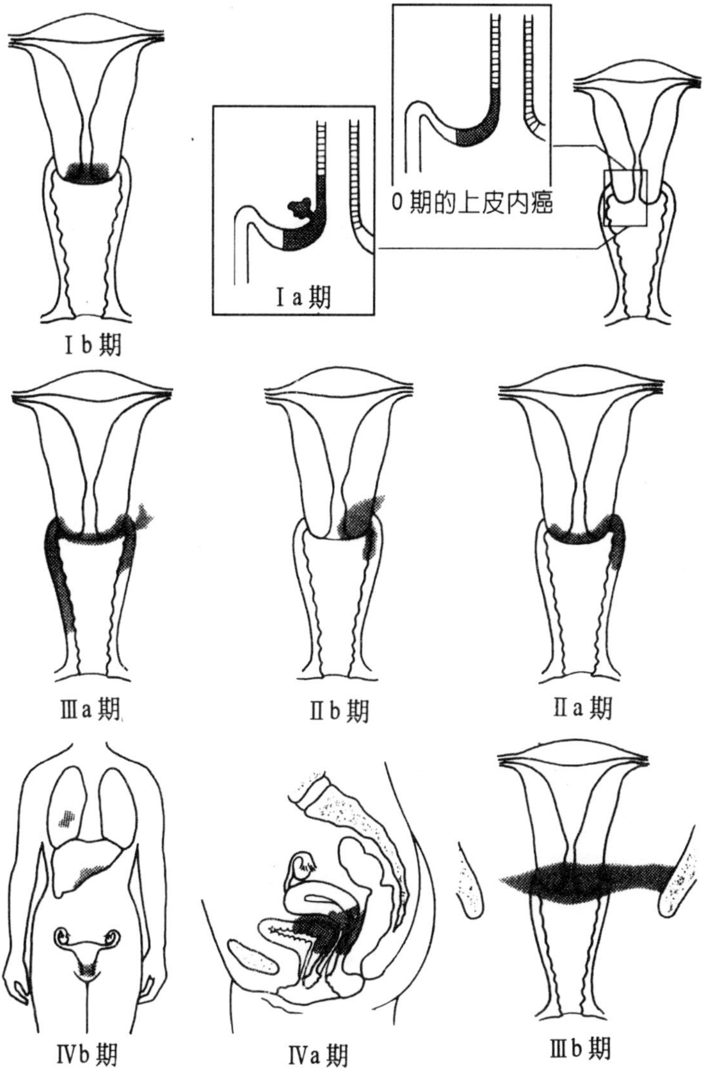

表 5　子宮頸癌的臨床進行期分類

0　期	癌細胞僅止於黏膜的上皮內。
I a 期	癌細胞穿過上皮下的基底膜，浸潤的深度在 5 ㎜以內。
I b 期	浸潤已達 5 ㎜以上，但癌細胞僅止於子宮頸部。
II a 期	越過子宮頸部，已經開始浸潤，但尚未達到陰道壁下方三分之一的地方。
II b 期	朝在骨盆底支撐子宮的組織浸潤。
III a 期	浸潤已達陰道壁下的三分之一。
III b 期	癌細胞已浸潤至骨盆壁。
IV a 期	癌細胞已越過子宮，浸潤到膀胱或直腸的黏膜。
IV b 期	癌細胞已蔓延至骨盆，主動脈周圍及頸部的淋巴結、肺、骨、肝臟等處都已經有癌細胞轉移。

到神經，感到腰、下腹部、下肢等疼痛，排尿不順，繼續進行時會引發**尿毒症**。進入Ⅳ期時，會有血尿及血便的情況。膀胱或直腸壁一旦穿孔，就會形成尿瘻、糞瘻，尿或便會流到陰道去。

子宮體癌

月經正常的話，幾乎就不會得子宮體癌

接著談談體癌。體癌的發生與月經大有關係，因此先從月經談起。

人的身體，新陳代謝非常旺盛，老舊的東西會剝落，經常在更新再生。覆蓋在子宮體部內側的子宮內膜也是一樣，會剝落後又再生。但與身體其他部分不同的是，它受卵巢分泌的女性荷爾蒙的影響很大。

從女性荷爾蒙來說的話，首先是子宮內膜會因卵巢分泌的雌激素（卵泡素）而增殖變厚，然後引起**排卵**，排卵後分泌的黃體

尿毒症　腎臟機能極度降低時，應排泄到尿中的老廢物積存在體內所導致的疾病。

排卵　卵子會隨月經週期發育，變成成熟卵泡後，外側的卵泡壁會破裂，釋放出卵子。

酮（黃體素）會製造分泌物，如果沒有受精就會變成月經而剝落。這個週期每個月都會反覆出現。

由此可知，子宮內膜每個月會因月經而流到體外，所以只要月經正常，即使內膜形成小小癌症的前驅體，也很少會進展成癌症。年輕人很少罹患體癌，原因就在此。

無排卵的人其女性荷爾蒙分泌失調

排卵如果規律正常，則雌激素與黃體酮取得平衡，那月經的週期也就正常，較令人安心。但是若卵巢的功能不佳，月經沒有按期來，或是接近停經、甚至到了停經時，月經都不會來的人，因沒有排卵，所以也不會分泌黃體酮。

不過，即使沒有排卵，還是會分泌一些雌激素。在沒有黃體酮的抑制之下，雌激素持續對內膜發揮作用，使子宮內膜一直增殖。一旦增殖太多時，就會罹患子宮內膜增殖症，這種病將來很有可能發展成體癌。

但是，子宮內膜增殖症與子宮內膜症是完全不相同的疾病，內膜症的患者們不必擔心。

體癌的危險因子與荷爾蒙有關

前面已經提到過，子宮頸癌的發生與性行為有很密切的關係，而懷孕次數太多、孩子生得多也是高危險因子。

然而體癌的特徵則剛好相反，過去不曾懷孕過，不曾生過孩子的人較易罹患這種疾病。尤其以三十九歲以下的年輕體癌患者更有這種傾向，我認為可能是與女性荷爾蒙及排卵大有關係。但是，五十歲以後的體癌患者，大多還是都有生育的經驗。因此，大家不要認為「我生過孩子，所以不會得體癌」。

不過，經產婦的患者，從最後一次懷孕到發現癌症的這段期間很長，所以如果在這三～五年內懷孕的人，得體癌的可能性就很低。

第1章中已提到過，近年來，體癌患者正急速增加。原因在於女性不生孩子，或是生產次數少。女性在尋求自立之時，恐怕沒有料到會有這些影響吧！

肥胖、糖尿病、高血壓容易併發體癌

這在歐美已是常識了。

的確，肥胖的人，其脂肪組織也會製造雌激素，同時加以貯藏。因此，雌激素會悄悄的一直分泌到血液中。就這點而言，就已經充分具備容易發生體癌的要素了。

即使是停經前，肥胖的人因排卵障礙而引起月經異常的人也很多。脂肪組織中因隨時都有雌激素形成，導致卵巢分泌的荷爾蒙難以形成規律的週期，造成生理不順。

糖尿病或高血壓與體癌的因果關係，根據以國人為對象的疫學調查，似乎不像歐美那麼顯著。但是，如果持續現在這種歐美化的飲食，相信不久的將來，肥胖、糖尿病、高血壓都將成為三大危險因子。

子宮體癌的巔峰期是五十歲層

看看子宮體癌患者的年齡分布，有七十％是五十歲以上的女性。五十五歲左右是巔峰期，六十歲層、七十歲層的患者也有。三十歲層的患者也有，但年輕的患者，大多是有排卵障礙的人。二十歲層則算是例外。

五十歲過後是體癌世代，停經後也是體癌世代。

到了這個年齡，很多人會以為與婦科無緣了，但即使是小小的變化，趕緊去找婦科醫生總是比較能讓人安心。

因為在體癌世代，即使是分泌物中稍有血液也不能掉以輕心……。

受診標準是不正常出血，但即使少許也不容忽視

子宮體癌的主要症狀是不正常出血，這是最重要的一點。即使只是少許，也不容忽視。在我的醫院中，有九十％的患者都是

因不正常出血來看門診時才發現體癌的。

沒有出血現象的體癌患者，有半數是因分泌物、下腹疼痛，或是因一些症狀到醫院來，完全沒有症狀，在檢診時發現體癌的患者，只不過才佔全體的百分之五而已。

其中不乏將不正常出血現象放任一年半載不管的人，因不是每天出血，只是偶爾出血，所以才會放任不管。此外，有些是立刻到附近醫院就診，但卻只做了子宮頸癌的檢查，被告知「無異常」後便了事。

若只是少量的出血，容易被人忽視，但若是處於體癌世代的人，不管是點狀少量的出血或是褐色的分泌物，都算是不正常出血，不可忽視，要儘快受診。

停經前後的出血易使人混淆不清

四十五歲到五十歲這個階段正值更年期。更年期時，容易有荷爾蒙失調所引起的異常出血，不去檢查就不知出血的原因。比較麻煩的是，停經前後的人不正常出血，會被認為是「停經期的生理不順」。

若自己診斷，或是詢問友人，友人告知「這是更年期的不正常出血，不要緊」的話，那就危險了。

當然，前輩及友人的建議也值得參考，但若是被告知「在接近停經時，每個人都會這樣」而掉以輕心，可能就會延誤就診的時機了。

各位千萬不要誤解這種現象。

有出血時一定要受診

患者中有「出血時去接受診察，對醫生未免太失禮」或是「不好意思」的想法的人很多。

不過，當你感冒、肚子痛有症狀時，難道不去醫院嗎？醫師一定要先知道病情才有辦法治療。

不正常出血的情形也是一樣。從哪裏出血、什麼樣的出血、出血量如何等，要先了解這些，我們醫師才能給予適當的檢查及治療。

「一個月前有過出血現象，請問是什麼原因？」拖了這麼久才來診察，我們也無計可施了。

即使有出血現象後才接受治療的體癌，還是來得及

大多數的體癌，特徵是前癌狀態的子宮內膜增殖症時間非常長，它是慢慢、慢慢才轉變成癌症的。出血是從前癌狀態的子宮內膜增殖症時代開始的，所以，在出血階段接受診察，還是能夠早期發現。

此外，即使是變成癌症之後的出血，若是在最初出血時即受診，則大多是初期階段，治癒的機會還是很大。

子宮的肌肉壁很厚，所以癌細胞想要穿透、侵蝕子宮的肌肉壁，需要相當的時間。

「有不正常出血時立即受診」，是擊敗體癌的不二法門。

子宮體癌的進行情況

子宮體癌的進行情況，分類如次頁的圖4、表6。

若是0期的體癌，稱為子宮內膜異型增殖症，尚不能算是完全的癌症。

體癌與頸癌不同，即使是初期，通常也會有自覺症狀。體癌的主要自覺症狀是不正常的性器出血，與進行的時期無關，所以只要一有不正常出血或少量的點狀出血、褐色分泌物等情形時就要立刻就診。

子宮癌中也有劇症癌

雖然很少有，但不管是頸癌或體癌，偶爾還是會有進行劇烈的劇症癌。大家只要有這種常識，知道也有這種罕見的癌症即可，不必過於驚慌。

圖 4　子宮體癌的進行分類

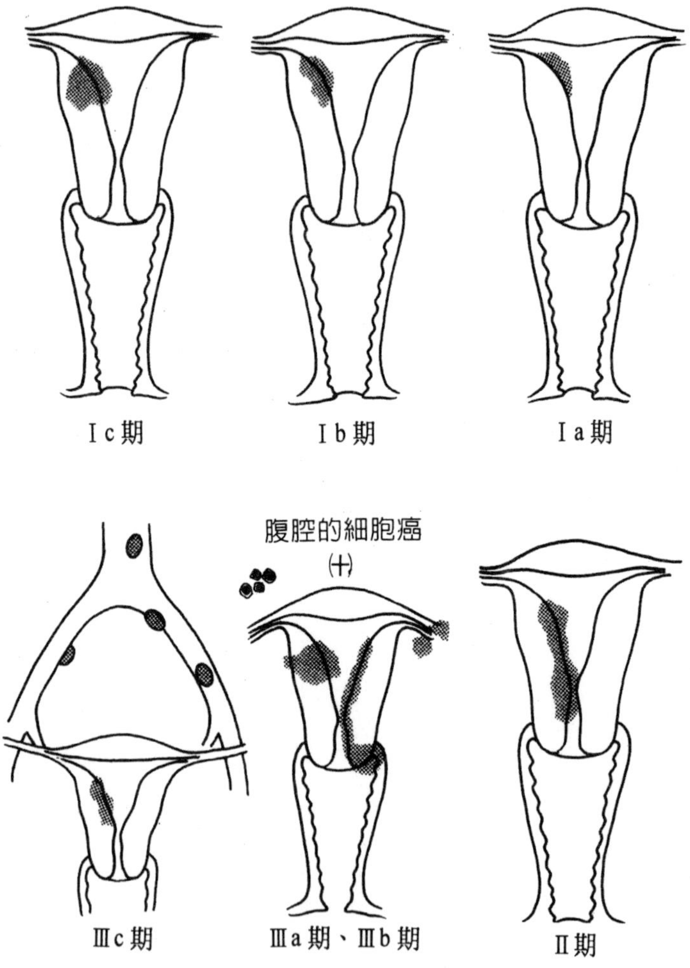

※Ⅳ期與頸癌相同（參考 65 頁）

表6　子宮體癌的手術進行期分類

0　期	子宮內膜異型增殖症		
Ⅰ　期	癌細胞只限於子宮體部	Ⅰa 期	侷限於子宮內膜
		Ⅰb 期	浸潤在子宮肌層的二分之一以內
		Ⅰc 期	浸潤已超過子宮肌層的二分之一
Ⅱ　期	癌細胞已波及到體部及頸部	Ⅱa 期	只有頸管腺遭到侵襲
		Ⅱb 期	浸潤到頸部間質
Ⅲ　期	癌細胞已擴散到子宮外，但尚未越過小骨盆腔，此外，所屬的淋巴結也有轉移了。	Ⅲa 期	已波及到漿膜、附屬器官，腹腔細胞診為陽性。
		Ⅲb 期	轉移到陰道
		Ⅲc 期	朝骨盆淋巴結、側主動脈淋巴結轉移。
Ⅳ　期	癌細胞已越過小骨盆腔，明顯的已侵犯到膀胱或是腸黏膜。	Ⅳa 期	浸潤到膀胱、腸黏膜。
		Ⅳb 期	含腹腔、腹股溝淋巴結的轉移，朝肺及肝臟等的遠距離轉移也包含在內。

第3章

要找到看不見的癌症，精度準確的檢查不可或缺

子宮頸癌的檢查與診斷

頸部的細胞診是發現頸癌的重點

檢診的第一步，當然是從**問診**、**內診**開始，在此不詳細解說了。問診則要填寫月經歷、懷孕、生產歷、墮胎經驗等，能夠幫助醫師的診斷。醫師一定會保守個人隱私，所以請忠實、正確的填寫。

內診，當然是為了確認子宮的狀態、陰道或頸管的狀態以及

問　診　醫師藉著詢問患者一些有關疾病的症狀來進行診察。

內　診　在婦產科裡，醫師會用手指插入患者的陰道內，同時另一隻手放在下腹部，藉此調查生殖器及其周圍狀態的診察法。

卵巢是否有腫脹等，對於調查是否有**子宮肌瘤**、**子宮頸管瘜肉**、**子宮內膜症**、卵巢腫瘤等婦科其他方面的疾病也很有幫助。

診斷是否是癌症的第一步，是確認細胞診的標本中有無癌細胞。因此，細胞診是癌症診斷中不可或缺的重要檢查。

細胞診是不會痛也不會出血的檢查

細胞診中又有①擦過細胞診，②陰道內容細胞診等二種。

擦過細胞診是利用專用的器具，以摩擦的方式採取子宮頸部（頸管內或子宮陰道部表面等）的細胞。而陰道內容細胞診，則是採取積存在陰道內的分泌物。採取時是用棉棒、木片或刷子等（參考照片1）。

在北里大學醫院，採取細胞的同時，也會使用陰道鏡進行檢查（參考八十五頁），所以更加確實。檢查在瞬間即完成，患者幾乎不會感到痛也不會出血。

最近**陰道沖洗器**十分普及。受診者當中，有人會誤認為是一

子宮肌瘤
子宮裡長出的良性腫瘤。

子宮頸管瘜肉
出現在子宮頸管黏膜的紅色帶莖的柔軟腫瘤。

子宮內膜症
類似子宮內膜的組織，但卻長在子宮腔以外的地方的一種疾病。

陰道沖洗器
併設在廁所的便器上，用來沖洗陰道的器具。也有可攜帶式的。

種「禮儀」而將陰道充分洗淨後才來，但，細胞診是必須從完全自然狀態下的子宮採取細胞。

所以，在受診前洗淨，可能會使癌細胞成漏網之魚，得到反效果，這點請注意。

正常細胞與癌細胞有何不同？

採取到的細胞摩擦在載玻片上，然後再用學者帕帕尼柯勞所開發的特別染色法將細胞染色，用顯微鏡來觀察。因為有染色，所以細胞有異常的話

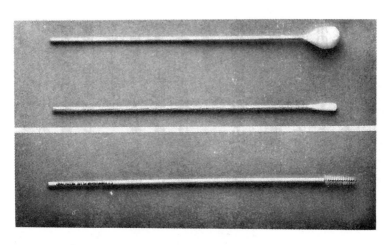

照片1　棉棒和刷子

立刻就能看出。

正常的細胞，會配合扁平上皮的位置，各自有一定的大小、形狀，連染色方法也統一。細胞中心有染成深紫色的「核」，核的大小也幾乎都一樣。

相較之下癌的細胞核大小卻參差不齊，核中的核仁部分卻異常變大。

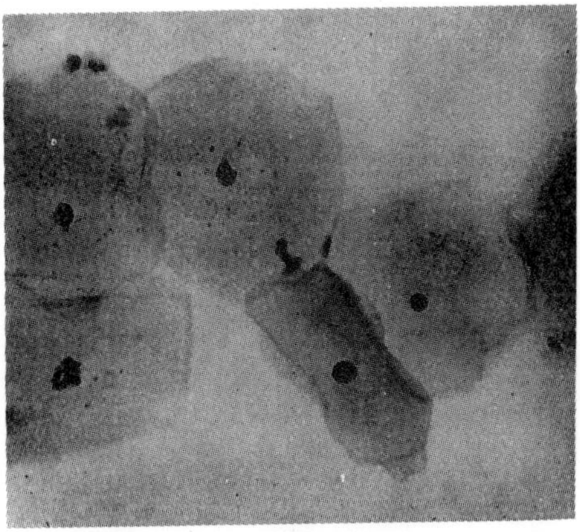

照片2　正常的細胞

細胞重疊，有的朝這邊，有的朝那邊，比較照片2、3即可了解。

像我們這些經常在看顯微鏡的人，對於採取到的細胞，不僅能一目瞭然，還能推斷出是何種程度的癌症。

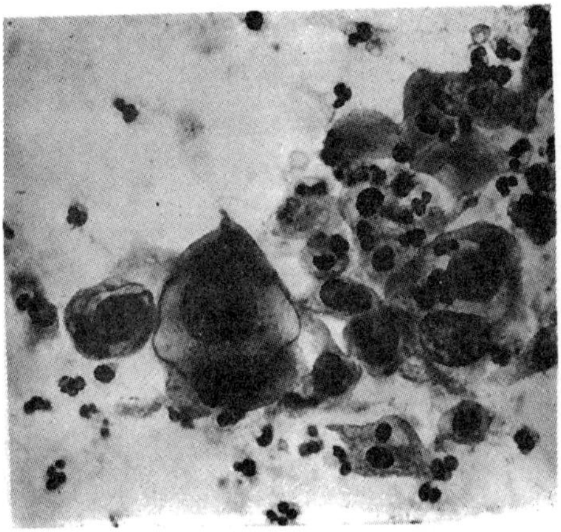

照片3　癌化後的細胞

自行採取的細胞疹不能對結果負責

這是經常在公司的家族檢診等所採用的方法，不是由醫師來採取細胞，而是由受診者自行採取。

利用事先拿到的器具，自己在家裏取得細胞，在家族檢診那天帶去公司，再由公司送到檢查機關，將來有結果再通知。

但是這種方法，婦科醫師並不贊同。因為外行人要採取自己完全看不到的部位的組織實在很困難，即使完全按照說明書來進行，是否正確則不得而知。

對於誰也沒辦法確認的東西，即使被診斷為「無異常」，誰也無法對這種診斷負責。為了要早點發現癌症而接受的檢查，這樣一來卻毫無幫助。

我認為這種方法，實在難以發現初期微妙細胞的異常。

順便一提，老人保健法的子宮癌檢診，不承認自行採取法。

細胞診的級數分類不同於癌症的進行期

細胞診的結果，如表7所示可分為Ⅰ～Ⅴ的五個階段，集體檢診時，受診的人在接到通知時，常有人將這個數字誤解為癌症的進行期。

聽到「啊，已經是Ⅱ期的癌」時深受打擊，或是誤解為已是Ⅳ期的癌症而偷偷寫下遺書。

細胞診的級數分類與癌症進行期的表示不同。為了讓各位了解這一點，我一邊比較一邊說明。

細胞診的Ⅰ級，是指完全正常細胞，Ⅱ級則是指有良性的異型細胞。也就是說Ⅰ級和Ⅱ級都不是癌症＝無異常。

表 7　日母方式的細胞診級數分類和組織型的對應

判定	病變／級數分類	正常上皮	良性異型	輕度化生	高度化生	上皮內癌	浸潤癌
陰性	Ⅰ　級						
	Ⅱ　級						
疑似陽性	Ⅲ a 級						
	Ⅲ b 級						
陽性	Ⅳ　級						
	Ⅴ　級						

（日本母性保護醫協會）

Ⅲ級則分為ａ和ｂ二種情況，Ⅲａ是看到可推定為輕度化生的細胞。輕度化生是判斷「要觀察」，但觀察其經過時，大多不會成為癌細胞而消失掉。而Ⅲｂ，則是看到可推定為高度化生的細胞，高度化生在十五％～二十％的程度，是進行為癌症的前癌狀態。

Ⅳ級則是表示看到可推定為上皮內癌的細胞，這時以進行期來說，相當於0期的癌症。若是這種狀態，通常還不需寫遺書，以目前的鐳射療法來治療，百分之百均能治癒。

Ｖ級則表示發現到可推定為浸潤癌的細胞，相當於進行期的Ⅰａ期以上。

確定診斷一定得借助陰道鏡進行組織診

經細胞診確認有異常時，為了調查到底是何種程度的異常，就必須進行更精密的檢查，就是「組織診」。

異常組織到底位於子宮頸部的何處，必須借助陰道鏡（陰道放大鏡，參考照片4）來確認。

陰道鏡，是能將子宮陰道部放大進行診察的器械。最近性能更好的器械也已經開發出來了。

使用陰道鏡時，在觀察之前要在組織部塗上百分之三的醋酸。如此一來，有異常的部分就會浮現出來。如果再放大十倍左右來觀察，則連些微的病變，也能以很高的準確率加以掌握。然後

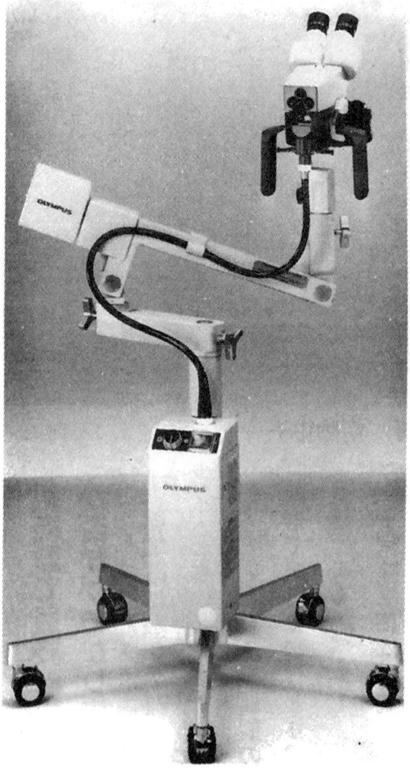

照片4　陰道鏡

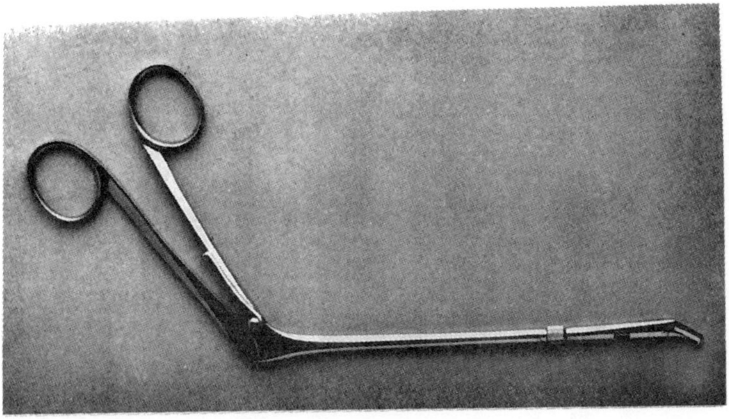

照片5　切除鉗子

從可疑的病變部採取數處的組織。不過，有些人對醋酸可能會感到有些刺痛，請忍耐。

利用組織診確認是否為癌症

組織診亦稱為鑽取式活組織檢查法。用金屬製的切除鉗子切下組織，放在顯微鏡下仔細觀察。

子宮陰道部沒有痛覺，所以不需麻醉。不會痛，一下子就結束了。會有出血現象，但幾天內即會停止。

在細胞診階段認為是「可疑的細胞」，到底是否為癌症，利用組織診便可知曉。是何種程度的化生？哪種型的癌症？是否已過了上皮內癌的階段而開始浸潤了呢？甚至用何種治療法最適當，用組織診都可以知道。

圓錐切除術可當成治療來進行

更精密的檢查就是圓錐切除術了。這是在「認為是上皮內癌，但也許稍微有些惡化了，經各種檢查卻無法確認……」時進行的。

如圖5、照片6所示，切下的東西如圓錐狀，故稱為圓錐切除術。圓錐切除術不但是重要的檢查法，同時也是化生或上皮內癌的治療法。因此，大多是檢查與治療同時進行。將切下的組織拉長，再切成十～二十片，放在顯微鏡下仔細觀察。

檢查結果若是0期或輕微的Ｉａ期的癌症，則檢查時也順便做了手術，算是治療完成了。若是癌症已經慢慢進行、有變大的

圖 5　圓錐切除術

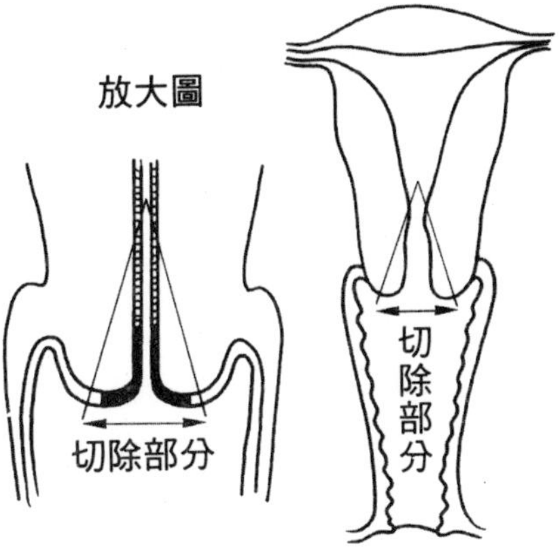

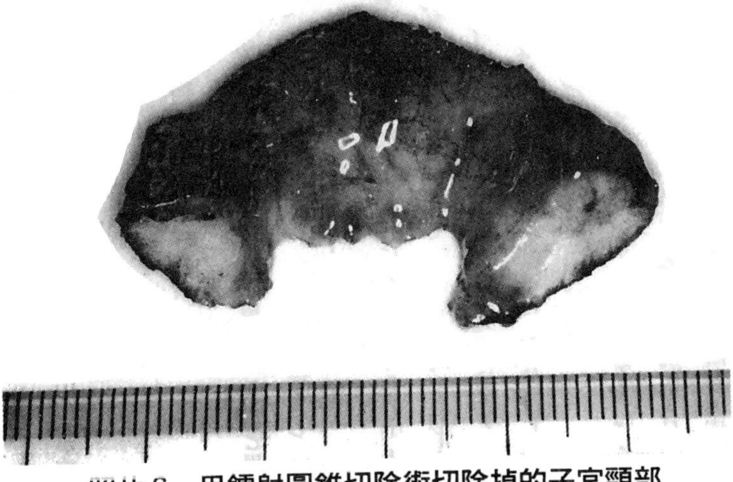

照片 6　用鐳射圓錐切除術切除掉的子宮頸部

情形時，則就可以做出「還是拿掉子宮較好……」的確實診斷及決定出治療法。

最近則採用鐳射或鐵環（參考一〇二頁）來切除。

知道是癌症時要進行的一些檢查

一旦被診斷是子宮頸癌，為了調查其進行的程度，必須進行直腸診、直腸鏡檢查、**膀胱鏡檢查**、**腎盂尿管造影**、**淋巴管造影**、胸部X光檢查、超音波斷層法、**CT電腦斷層掃描**、**MRI**等的檢查。

子宮體癌的檢查與診斷

體癌在子宮癌檢診中幾乎不會被發現

一般所謂的子宮癌檢診，指的是子宮頸癌的檢診。體癌因不是在頸部形成的，所以從頸部取得的細胞，是無法發現體部的異

膀胱鏡檢查

將器具從尿道插入膀胱中，以觀察膀胱內的檢查。

腎盂尿管造影

將造影劑注射入靜脈中，進行腎臟或尿管的X光攝影的檢查。

淋巴管造影

將造影劑從腳背的皮膚注入淋巴管，用X光攝影，用來觀察淋巴液的流動及淋巴結狀態的檢查。

CT電腦斷層掃描

從多方向聚集的透過X光情報，經由電腦處理後以切斷像再構成的方法

MRI

使用電腦將臟器或組織的不同核磁氣共鳴現象畫像化。與CT電腦斷層掃描不同的是不會曝露在放射線下。

常。

看看表8即能了解。這個表，是子宮體癌患者的細胞診成績，是用從頸部取得的與從體部取得的組織拿來比較。

體癌的細胞診判定，不像頸癌有分級，而是以陰性、疑似陽性、陽性等三階段來表示。陰性是表示「不是癌」。疑似陽性則

表8　子宮體癌的細胞診成績　人數（%）

判　定	採取部位	
	頸　部	體　部
陰　性	65（43.3）	7（5.0）
疑似陽性	19（12.7）	19（13.7）
陽　性	66（44.0）	113（81.3）
計	150（100.0）	139（100.0）

（北里大學醫院）

是「雖不能判定是癌，但有些地方要注意」。而陽性則表示「已經出現癌細胞」。

從頸部取得的細胞診中，一百五十名的體癌患者中，有六十五人（四十三%）被判定是陰性。而從體部取得的細胞診中，被明確判定為陽性的是一百三十九人中的一百一十三人（八十一%），而是疑似陽性，被判定「需接受精密檢查」的是十九人（十四%）。也就是有九十五%的正確診斷率。從這些數據，可以了解到從疾病發生的場所取得細胞是何等重要。

此外，利用神奈川縣的檢診車接受子宮頸癌檢診的人，已達到一百六十六萬五千九百七十三人。其中有一千八百九十六人被發現是頸癌患者，但只有三十三人是體癌患者。從頸癌、體癌的比率來看，體癌是少太多了。這也證明了若要發現體癌，光是做頸癌的檢診並不足夠。

體癌要從子宮內膜的細胞診著手

從子宮的入口到深處約七公分，用子宮頸癌用的採取器具根本搆不著。

要取得體癌的細胞，得用吸引法在注射器的前端，安裝有很多小孔的塑膠管插入子宮，收集內膜的細胞，或是用擦過法，用專用的器具來刮取。器具都很細，所以在插入時應該不會很痛苦。（參考圖6、照片7）

最近出現很多採取法，而醫師們也都會選擇自己用慣的器具。

體癌檢查很痛……不要有這種先入為主的觀念

體癌的檢查，因為得用器具插入本來沒有張開的部位，所以難免會有點疼痛。

我們在開始體癌檢診的十幾年前，老實說，這種檢查很辛苦。當時體癌的患者少，受診者當然都沒有疾病方面的常識。患者做夢都沒想到是用器具插入子宮體部來做檢查，所以我常被這些又驚又痛的患者責罵。

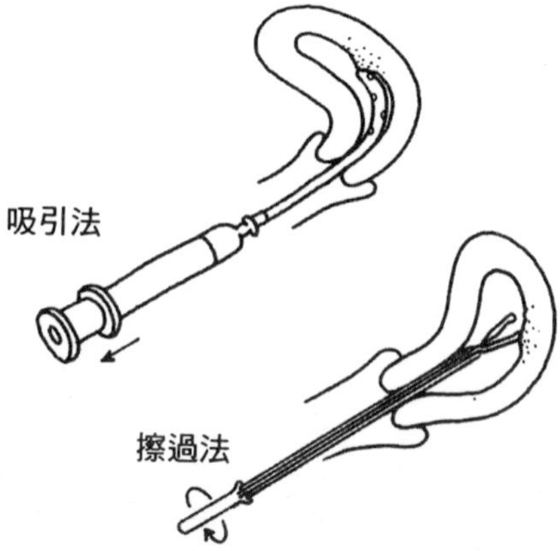

圖 6　子宮內膜細胞診的採取法

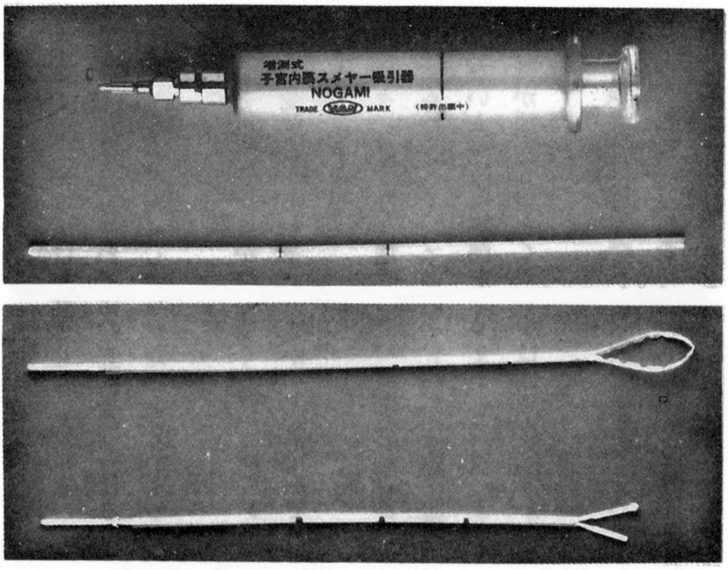

照片 7　上・吸引法用的吸引器　下・擦過法用的圓頭內棒、開叉內棒

現在，大多是自願來檢查的人，對體癌檢查多少有些了解，在覺悟之下而來的，所以這種現象已不復見。

不過，對痛的感受度人人不同，實在很難拿捏。一般而言，可能是老年人、子宮入口極狹窄的人、完全沒有生產經驗的人，有子宮肌瘤的人，器具比較難插入，所以疼痛比較厲害一些。

我本身也曾拜託同事檢查過，所以我知道只要有生產經驗、子宮形狀無特別異常的話，應該都能順利接受這項檢查。與頸癌的檢查相較之下，會比較痛一點點，但也只是一下下而已，無論如何都得忍耐。此外，檢查後多少會有些出血，可能二～三天內會有帶點顏色的分泌物，不必擔心。

不過，與子宮頸癌相較之下，因為要將器具插到深處，所以需要技術，也許由此正可看出醫師的技術是否高明。

體癌的精密檢查是子宮內膜的組織診

細胞診時被判定為疑似陽性、陽性時，或者是為陰性，但持

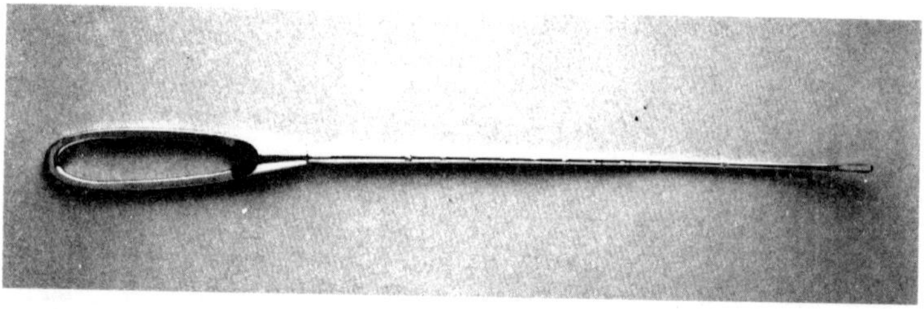

照片8　刮匙

續有不正常出血時，就必須進行更精密的檢查了。

這種檢查，稱為內膜組織診，一定得將器具插入子宮中刮取內膜組織。要使用如照片8所示的搔刮用器具——刮匙。

老實說，這是一種很痛的檢查，通常不必麻醉，只請患者要多忍耐，但二十人中約有一人會昏倒。

如果患者無法忍受痛時，可由超音波從陰道估計子宮黏膜的厚度。若比平常厚時，就得住院先麻醉再進行組織診。此外，若找不出不正常出血持續的原因時，通常也會請患者住院接受檢查。

多數的患者，可經由這種組織診得

到正確的診斷，但其中也不乏很難診斷出病情的人。

子宮體癌時的組織診，不像頸癌的組織癌需用到陰道鏡，對於從外面完全看不到的內膜的一部分，只能靠手觸摸。

而細胞診，因從內面整體取得，所以不會漏掉癌症，但組織診時，若是小小的癌，可能因取得組織場所的不同，而不會出現在檢查結果中。

如果細胞診發現有問題，而組織診卻沒有出現同樣的結果……這時，可用子宮鏡直接觀察子宮的體部。也就是所謂的內視鏡檢查。

用這種方法來巡視子宮中，即使小小的癌也逃不過，能夠得到正確的判斷。

若診斷出是體癌時，與頸癌一樣，也得接受其他的各種檢查（參考九〇頁）。

第4章

子宮癌的治療
要選擇最適合患者的方法

考慮生活品質來進行治療

「癌症是會死亡的疾病」的想法與「癌症是治得好的疾病」想法不同，對手術的看法也就截然不同。

當然，要視癌症進行到何種程度來決定用何種治療法，不過，還要考慮到患者手術後的生活品質來選擇手術方法。

在不久之前，所謂的生活品質，是指提升將死之人所剩無幾的人生的品質。但是，現在只要早期發現，子宮癌有一〇〇%或接近一〇〇%的治癒率，以前的生活品質意思已不適用。手術後的女性，未來還有很長的路要走，一定得好好規劃才行。

不光是救活生命，手術後的患者，要如何才能讓她過著舒適、快樂的生活，要以此為基礎來考慮手術法。

如果是年輕的患者，就必須重視到她將來的懷孕、生產，若已是生完孩子的女性，就必須考慮到一些細節。

到目前為，大家都認為生完孩子，生殖器就不需要了，與生命維持無關，為了撲滅致命的癌細胞，乾脆把它切除。

但是今後將不一樣了。對即使已過生產年齡的患者而言，醫師也儘量把治癌方向轉向能保持生殖器官的功能。這可說是生活品質面上的一個新的變化。

0期的頸癌治療以鐳射療法為主

鐳射療法不用切開肚子，用鐳射從陰道將含病變部的子宮頸部組織切除的方法。

從照片所示的裝置中放出高出力的鐳射光線，使用非常高溫的熱能源來燒掉腫瘤部分的方法。用這種方法，可以確認切掉部分是否切除完全。化生或0期的頸癌，是以這種治療法為主，手術時間約二十分鐘，不需住院，看門診時即可動手術，對患者的負擔較少。當然治療後，患者還是可以懷孕、生產。

在北里大學醫院，對於化生或0期頸癌的處理方式，不管患者是否要懷孕，原則上都用鐳射療法來治療。我們對於Ｉａ期的頸癌患者，有時也會使用鐳射療法。最大的理由當然就是尊重患者的需要。Ｉａ期的患者，如果想要生孩子的話，當然就會選擇鐳射療法。

若患者希望切除子宮，或合併有大的肌瘤時，當然就得選擇子宮切除術了。

有的患者不能接受鐳射療法

鐳射療法非常方便，大家應該都能接受。但是，有的患者就是無法接受這種治療。例如，同時患有子宮頸癌和子宮肌瘤的人，因長肌瘤，所以子宮入口會移動到與平常不一樣的地方，這種情形下就不能使用鐳射治療。

此外，剖腹產的人，其子宮的入口場所也會挪移。

同樣是上皮內癌，高齡者的就會長在比較深的地方，從外面很難觀察到，鐳射療法只能切除看得到的地方，這樣會有癌殘留的危險，所以無法使用。而且高齡者的子宮，因入口很小，對周圍的障礙就比較大，所以這個年齡的患者，不管是0期或Ⅰa期

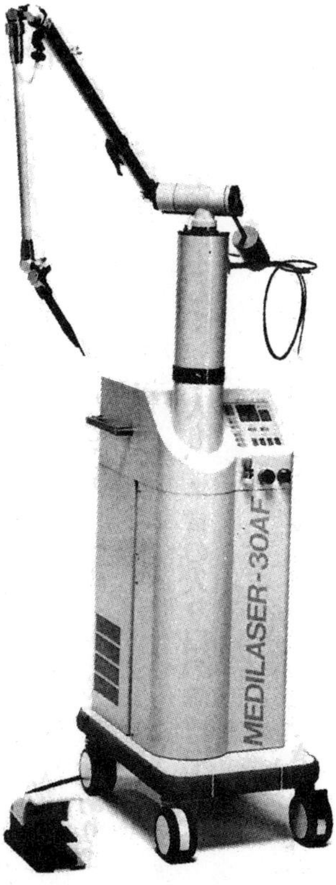

照片9　鐳射治療裝置

，都使用單純的全子宮切除術。此外，對於有先天性股關節脫臼等毛病，腳無法張得很開的人來說，也不能用這種方法，因為鐳射療法，又需要保持二十分鐘腳張開的姿勢才安全。

懷孕中的人，進行鐳射療法並非不可以，但是，因考慮到流產、早產、出血等危險性，問題會比一般沒有懷孕的人更多。因此，必須根據疾病的程度或懷孕週數來決定方針。雖然有些不良醫師會說「沒辦法用鐳射療法，那就動手術吧」，但是有些範圍是真的沒有辦法利用鐳射的，這點請各位要記住。

繼鐳射之後的新鐵環療法

鐵環療法，是利用陰道鏡確認患病的場所，然後將用鐵絲做成的鐵環勾在患部上，通上電流以切除頸部組織的方法。

這種方法也能留下子宮和卵巢，對於將來想懷孕、生產的人最適合。此外，與鐳射切除一樣，切除後的標本也能順便進行組織檢查，能同時進行診斷和治療。鐳射的器械非常昂貴，但這種設備就簡單多了，所以最近使用這種方法的醫生日漸增加，是繼鐳射療法之後的一種新療法。

還有，這種治療的副作用與鐳射療法相同，會有手術後出血的現象，但在北里大學醫院，尚沒有因出血而需要住院的患者，所以大家可以安心的接受治療。

能百分之百根治的單純全子宮切除術

單純全子宮切除術，是針對①從0期到Ｉa期的頸癌，已經不再生小孩或合併有子宮肌瘤等，必須用單純全子宮切除術來治療的患者；②早期的體癌患者而施行的手術法。

若是頸癌，則如照片10只切除子宮，停經前的頸癌患者，只要沒有特別理由，都會保留她的卵巢，所以，手術後也不會有更年期症狀等煩惱。若是體癌，因癌症的發生與女性荷爾蒙有很大的關係，或是**轉移**到卵巢的機率很高，所以左右的卵巢大多會與子宮一起切除。

轉移　癌細胞增殖、成長後細胞從組織離開，隨著血液、淋巴結的循環到達遠處的臟器，然後就在那裡定著增殖。

淋巴結

淋巴管會流的部分，形成節（腺）一般。

廓　清

將不好的東西清除乾淨。

淋巴結廓清

在動癌症的手術時，將病灶周圍的淋巴結一併切除。

0期、Ⅰa期的頸癌，不會轉移到**淋巴結**，所以不需要做**淋巴結廓清**。下頁的圖7所示，便是單純全子宮切除術和廣泛全子宮切除術的範圍。

廣泛全子宮切除術連骨盆內的淋巴結也要廓清

廣泛全子宮切除術是針對Ⅰb期和Ⅱ期的頸癌，以及Ⅱ期以上的子宮體癌所進行的手術。到了這一時期，浸潤持續進行，如圖8所示，可能已轉移到淋巴結，所

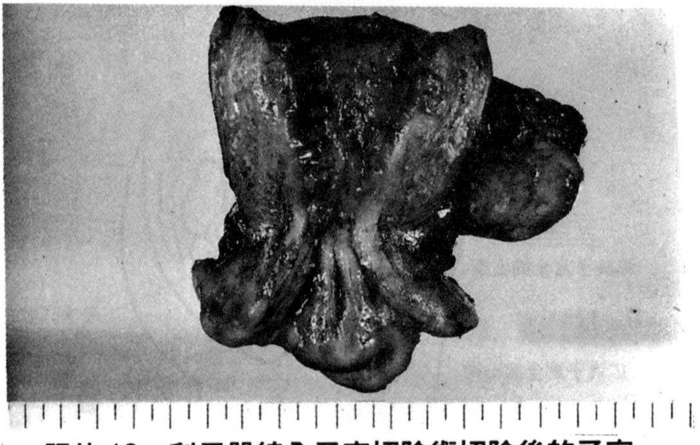

照片10　利用單純全子宮切除術切除後的子宮

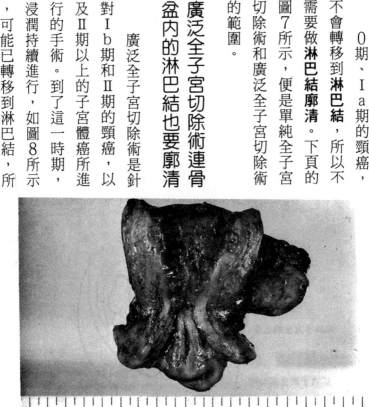

圖 7　手術的切除範圍

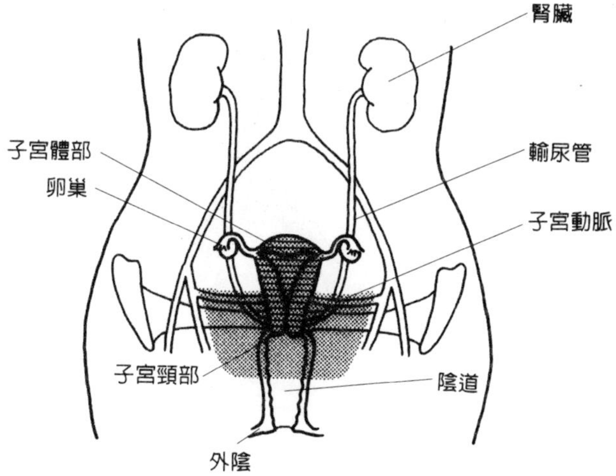
腎臟
子宮體部
輸尿管
卵巢
子宮動脈
子宮頸部
陰道
外陰

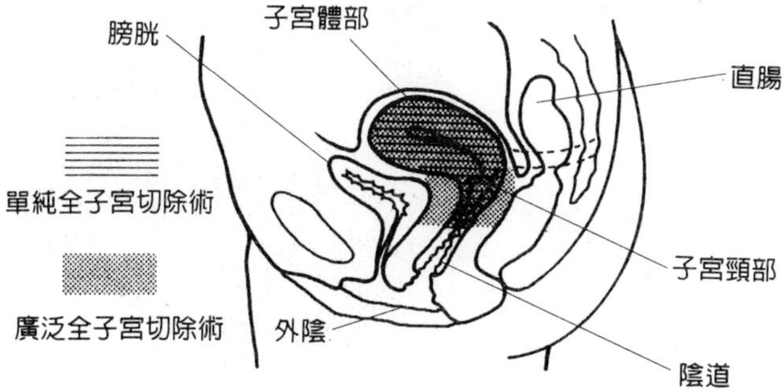
子宮體部
膀胱
直腸
單純全子宮切除術
廣泛全子宮切除術
外陰
子宮頸部
陰道

圖 8　轉移後的淋巴結

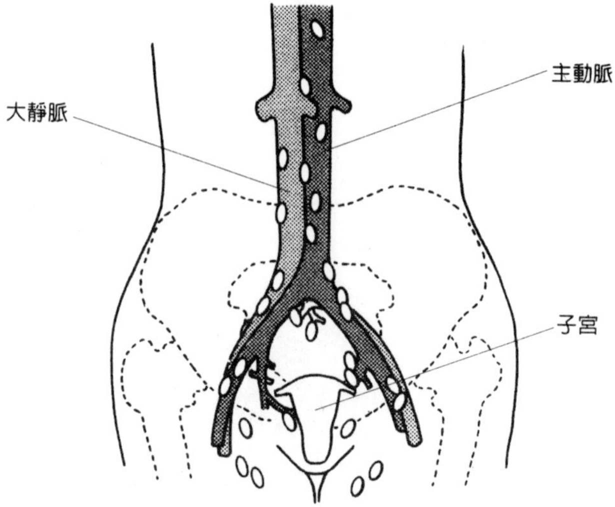

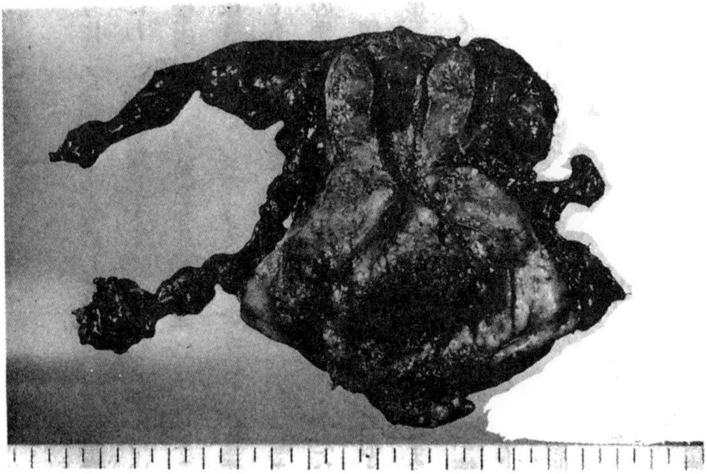

照片 11　利用廣泛全子宮切除術切除後的子宮

以必須進行淋巴結的廓清。

如前頁的照片11所示，以子宮頸部為主，周圍組織要儘量大範圍的切除。陰道也要切除約三公分，這樣才能將骨盆內的淋巴結全部廓清乾淨。

要很小心，不要去傷害到膀胱、直腸、尿管。

儘管如此，再怎麼小心也會切斷部分的自律神經，所以如果手術後膀胱或直腸的功能出現障礙，那也是無可奈何之事。碰到這種情形時，不僅會排尿不順，甚至會失去尿意，所以患者在手術後最先碰到的難題將是恢復訓練。

此外，有很多人會出現便秘現象（參考一一八頁）。拿掉淋巴結手術的另一項副作用，就是淋巴液的流動停滯，造成下肢或外陰部浮腫（參考一一九頁）。

Ⅲ期～Ⅳ期的頸癌以放射線療法為主

放射線療法是僅次於手術療法的重要療法。將強烈放射線集中照射在癌症的病灶上，使癌細胞死掉，或破壞病灶，使之縮小。

放射線療法對扁平上皮癌非常有效，其治癒率完全不會比手術差。放射線療法的施行對象，在子宮頸癌中，癌的浸潤已是又深又廣，手術已不可施行時，或是高齡者、肥胖者、有心臟併發症的人等。

放射線也並非無副作用，若是無法承受手術的壓力，可以選擇放射線療法。此外，也常被用來當作手術後的追加療法。

放射線療法對子宮體癌較無療效，所以盡量選擇外科手術。但是，Ⅲ期以上的體癌，光靠手術很難治癒，所以即使是體癌，有時也會以放射線療法為主體。

放射線療法分為內部照射和外部照射兩種

內部照射是從陰道內直接照射癌及其周邊部分，與全子宮切除術有異曲同工之妙。以鈷六十為線源，用**遠距離操縱**（遙控）

遠距離操縱　離開作業的場面，間接進行作業管理。也稱為遙控操作。

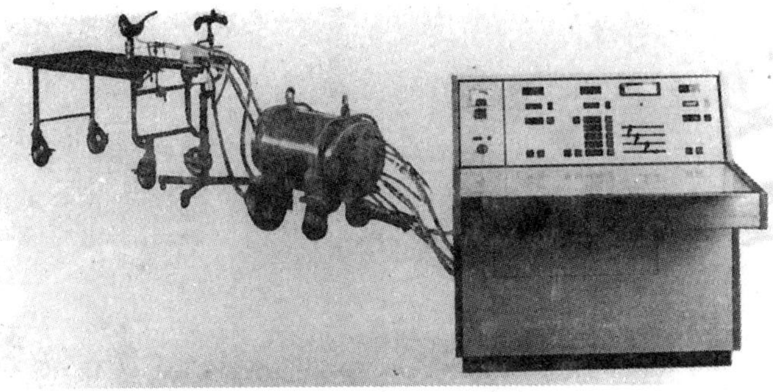

照片 12　遠距離操縱式高線量率腔內裝置

進行RALS法（使用如照片12所示的遠距離操縱式高線量率腔內裝置），安全而且是短時間照射，對患者身體的負擔也減少很多。

外部照射，是以照射淋巴結領域為主，所以是從體外照射。這相當於手術的淋巴結廓清手術。

這種照射如照片13，是用直線加速器以及遠距離鈷療法、電子感應加速器等。

外部照射及內部照射，都要將必要的線量按比率分次照射，所以全部約需照射三十～三十五次。

放射線療法的副作用各位也要牢記

放射線的副作用，在照射當時會出現的有下痢、噁心、食慾不振等，稍後會出現的是膀胱或直腸的出血（參考一二一頁）。此外，因放射線會使卵巢喪失機能，所以就如同拿掉卵巢一樣，會有荷爾蒙失調的情形。有的就會出現更年期的症狀如肩膀酸痛、心悸、呼吸困難等現象。

使外科手術更確實的化學療法

化學療法，就是使用抗癌劑的療法。大多是經由點滴或口服藥進行全身投予，但有時也會用動脈注射的方法。化學療法在子宮癌的治療中，不像卵巢癌般受重視，不過，最近各種新藥、新的投予法的研究也陸續在進行中。

而維持化學療法，是指在該進行的治療全都結束後，復發危險性較高的患者必須進行的化學療法。

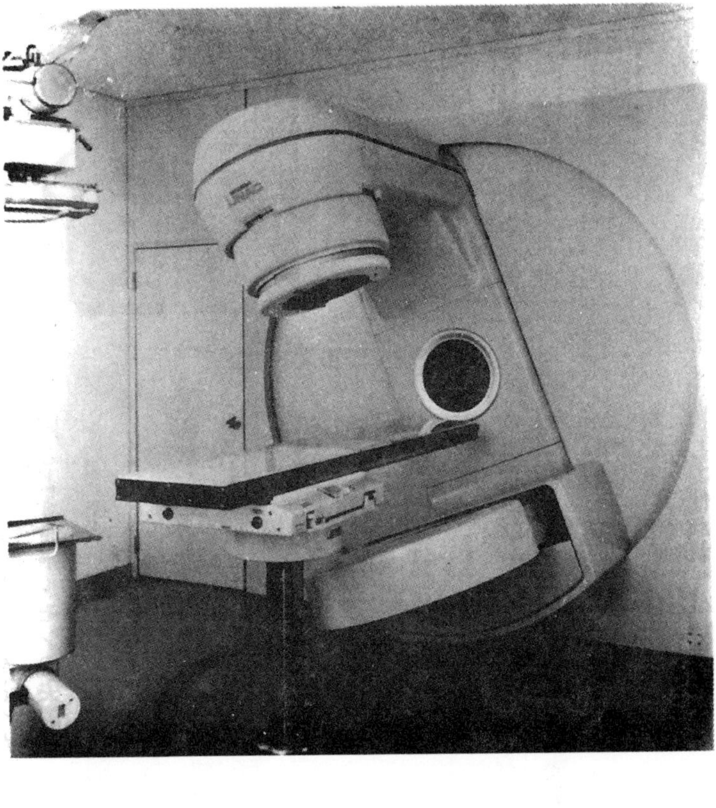

照片 13　直線加速器

以毒攻毒的療法副作用不可免

抗癌劑，是抑制細胞分裂旺盛、日漸增殖的癌細胞的分裂、增殖的藥物。作用機序在於阻礙DNA或RNA的合成，大致分為①烷化劑，②代謝拮抗藥，③植物生物鹼，④抗癌抗生素，開發出很多種藥。通常是活用各自的優點，幾種抗癌劑合併使用。婦科用的代表性抗癌劑有 CISPLATIN、亞德里亞黴素(ADRIAMYCIN)、環磷酰胺(ENDOXAN)、ETOPOSIDE 等。

提到抗癌劑，馬上令人聯想到副作用，遺憾的是不管哪一種藥都有很強的副作用。白血球或血小板會減少、嘔吐、掉髮、腎障礙等，全身各器官都會出現各種障礙。用的是以毒攻毒的原理，所以抗癌作用越大，副作用也就越大。手術及放射線都只是局部治療，即使有副作用，也不會遍及全身。而抗癌劑的毒在全身循環，所以全身都會受到影響。

對癌細胞有強烈作用的藥，同時也對正常細胞給予強烈的打擊，這是化學療法最困難的地方。

子宮癌何時需使用抗癌劑？

子宮癌的治療，通常不會一開始就使用抗癌劑。當手術及放射線都很難發揮功效時才會用到。但是近年來，卻是研究在化學療法之後再使用手術療法、放射線療法的治療。今後，隨著新藥的開發，抗癌劑可能會被廣泛使用。

比起頸部扁平上皮癌，用放射線來治療子宮頸部腺癌和體癌更有效。最初先用放射線使它縮小後再動手術的話，可以使用抗癌劑。

如果動手術切除大的癌了，經細胞診檢查又發現到腹中還有癌細胞，或細胞已蔓延至整個身體，不知何處會復發……此時，用抗癌劑循環全身就很有幫助，所以用化學療法會比較有效。

接著是再發的症例。手術、放射線療法均已施行過了，但遍及全身復發的可能性很高時，原則上就要使用抗癌劑了。

事前的說明及同意是進行化學療法不可免的步驟

要進行化學療法之前，一定要對患者好好的說明並取得同意。為何一定要使用這種藥，以及會有何種副作用，都要對患者作正確的說明。為了讓患者能跨越痛苦的副作用，能夠產生勇於接受治療的意願，事先取得他本人的理解與同意非常重要。

最近傳出的好消息，是減少副作用的新藥已陸續開發出來。也有能抑制白血球減少的藥，連能抑制噁心的藥都已出來了。

併用這些藥物，將全身的副作用減少到最低的情況下，來與癌一決勝負吧！

子宮體癌的荷爾蒙療法也有成果出現

在第2章中曾提及子宮體癌，是荷爾蒙助長癌細胞的發育而形成的癌症。

是因卵巢分泌的黃體酮不足而產生的癌症，所以大量、長期使用這種黃體酮，就能治療子宮體癌，就就是荷爾蒙療法。

我現在在荷爾蒙專門醫師的協助下，以想要有孩子的年輕體癌患者為對象進行荷爾蒙療法。藉著黃體酮的投予，有的人的癌症真的消失了。用子宮鏡仔仔細細的檢查，也找不出癌症的踪跡。現在已經停止黃體酮的投予，正在等待懷孕。而今，像這樣的人就有十人。

對於希望將來能懷孕、生產的子宮體癌患者而言，荷爾蒙療法的普及，無疑是為她們帶來一線光明。

第5章

治療後，出院後要積極恢復身心的健康

腹部的疼痛不可焦躁，要等待自然而癒

即使手指頭一點小小的割傷，我們也會感到疼痛，到完全好之前都會很在意。更何況是比那大過好幾倍的大手術之後，身體有著那麼大的傷口，腹部一定會有一段時間感到疼痛，那也是無可奈何的事。

那種痛苦我能了解，但這也是身體恢復的反應。應該要積極去面對痛的感覺。因為，痛到無法睡覺時，還是會消耗體力。若是在住院中，可跟主治醫師或護士說，請他們為妳處置一下，讓

妳能舒服一點。

舊傷當然會痛，即使出院已經很久了，碰到天氣不佳或是寒冷的季節就會發作。

可利用泡澡使身體溫熱，或是拿用過即丟的懷爐來溫熱，試著在家裏做些什麼來緩和一下，如果還是不行時，找醫師商量仍是最好的方法。

出血或分泌物，通常不需太擔心

凡接受過體癌檢查的患者都知道，光是切掉子宮的一小部分，也會有出血或有分泌物的現象，而且還會持續一陣子。所以動婦科的大手術，在下腹部又切開又縫合的，當然會有出血及分泌物的情形。但若量多時就麻煩了。住院中的出血，尤其是手術過後的出血，醫師都會非常注意。因為若出血量過多時，有時必須再開一刀重新止血才行。

有時出血情形會一直持續到出院後，像切除子宮時，切口處陰道斷端的傷，在完全癒合之前，大多會一直有少量的出血或有分泌物。那是傷口癒合的一個過程，毋須過於擔心，只要觀察情形即可。

不過，若是分泌物帶有惡臭或有發癢的情形，或是出血量增多時，最好還是趕快就診。

排尿、排便障礙是最大的難題，只能靠努力來克服

接受廣泛全子宮切除術的患者，一定會碰到的煩惱便是排尿、排便障礙。

有些人很快就恢復了，有些人則是治療後一年、兩年了仍無法恢復。雖是因人而異，但高齡的患者恢復還是比較慢。

為了防止癌的轉移，連子宮周圍都要廣泛的廓清，所以難免會傷到部分的自律神經，連相鄰的膀胱或直腸的功能可能都受到波及。像是不再有尿意、很難排出尿來、有殘尿感，或是排便不易等。

在醫院，通常都是會利用下腹的膨脹來察覺尿意的方法，或是按壓下腹的方法、用力的方法等來進行排尿訓練，等到症狀大致改善後即可出院。

但是，患者若想恢復到手術前的狀態，也就是不需任何努力即能排尿、排便的狀態，可能還有得奮鬥，所以出院仍要繼續努力。

為了排尿，要充分攝取水分，為了排便，要多吃能刺激腸的多纖維蔬菜，或是早上喝杯牛奶，適度的走一走試試看。此外，即使沒有尿意、便意，也要養成定時上洗手間的習慣。

尿液在膀胱積存的狀態若一直持續，有時會引起膀胱炎，因尿停留在膀胱引發感染所致。若排尿時有疼痛感，或是一直有尿意、尿混濁時，都要請醫師診治。

此外，若努力後便秘仍一直持續時，在變成習慣之前，可請醫師開便秘藥處方。

預防腳的浮腫很重要

依癌症進行的情形，為防轉移，有時必須廓清淋巴結。因為已經拿掉淋巴管，所以從腳要回到心臟的淋巴液的流通便不順暢，常會積存在下肢，造成浮腫。

大腿根部會有沈重感，左右腳的粗細完全不同，或是外陰部腫脹。有時會形成淋巴囊泡，有細菌進入時就會發高燒。

浮腫大多在出院開始過普通生活時發生，一旦浮腫，就很難恢復，因此努力預防非常重要。

預防法就是治療法，在日常生活中務必要實行以下各項：

①睡覺時，棉被下要擺個墊子，雙腳墊高睡覺。
②坐著時，腳要抬起放在對面的椅子上。
③在和室中要常將腳伸直。
④避免長時間站立的工作。如果非站不可時，要常常輕輕的動動腳。

⑤腳尖↓小腿↓大腿部往心臟的方向，進行十五～二十分鐘左右的按摩。泡澡時進行更有效。

⑥早上起床就要穿上彈性襪，就寢前再脫。彈性襪在醫院的商店等處都買得到，請護士指導一下使用法，自己才能更加活用它。

另外，還有對浮腫有效的漢方藥及利尿劑。

放射線治療後的直腸或膀胱出血是暫時性的

在照射放射線期間，不會有這種問題，出院後不久竟開始出血了。這是放射線治療的後遺症所引起的直腸炎、膀胱炎。

直腸及膀胱，剛好位於子宮的前後，要用放射線照射子宮，一定得通過直腸或膀胱，光是從外部照射，就能引起這麼嚴重的直腸障礙、膀胱障礙，所以一定要排入從陰道的內部照射時間。即使如此，還是約有百分之十的患者會出現這些症狀。雖大多是暫時性的症狀，但有時會拖得很久，那就必須輸血了。

此外，因放射線造成的皮膚灼傷，在照射時是紅紅的，不久後就變黑，但會慢慢恢復。不過，若要恢復皮膚的柔軟度，就得花較長的時間。

照射放射線時，若會感到刺痛，那就是放射線皮膚炎，有很好的藥可供塗抹。

失落感、憂鬱只能靠「時間」來解決

精神上的憂鬱，可能是疾病或手術帶給患者心靈的極大衝擊所導致的。出院後身體狀態已經逐漸復原了，但還是有不少人是因為「醫師，我的身體狀況不好，什麼都不想做」、「總覺得心裏悶悶的，開朗不起來」的原因而跑來檢診。碰到這種情況時，我會專心當個聽眾，問她們為何會開朗不起來，患者在回答的同時，不知不覺就變得有元氣了。

有些人為了增加元氣，會去尋求漢方藥，但那只不過是一種安撫的處方而已。此外，若有必要，我也會介紹她們到精神科去進行心理輔導。

不過，治癒患者的最好醫師可能是「時間」吧！一年後心情稍微放鬆，三年後更為放鬆，五年後，幾乎所有的患者都能恢復自信。

比起從前，大家已開朗許多，需要去看精神科的患者已經少之又少。最近，我真的實際感受到，癌症已不再是可怕的死亡疾病。

出院後兩週即可進行性生活

性生活方面，在出院二週後的最初檢診時，若大致ＯＫ就可以恢復了。子宮癌患者，手術後通常要住院三～四週，所以只要再過兩週的話，身體應已大致恢復。

若是太早恢復性生活，會從子宮跟陰道的斷端部出血，所以再度恢復的性生活，有時會成為再度入院的原因。

但是，如果是廣泛的全子宮切除術，必須從七公分長的陰道中切掉約三公分。大家都很擔心剩下的四公分陰道，能否在性慾上得到滿足。所幸陰道是柔軟的組織，逐漸使用後自然就會伸長，恢復原先的機能，和以往完全相同。

根據癌症研究的問卷調查，回答與手術前的性生活一樣的人佔大部分。

不過，照射放射線的患者，因陰道變硬，連陰道鏡也無法進入，比較令人同情。但是，患者中還是有人能夠過著幸福的性生活，個別差異實在很大。

手術後，有的人會遠離性生活，不過大多是因夫婦的年齡也差不多都已到了性生活的畢業時期了。

如果手術後的性生活有疼痛等煩惱，還是要找主治醫師商量。若是子宮頸癌的患者，藉著女性荷爾蒙的使用可使症狀改善，不過，還是要跟先生仔細詳談較好。

體癌的患者，因女性荷爾蒙是導致復發的危險因子，所以必須慎重使用。除此之外，還有什麼好方法，可以想想看。

若主治醫師是男性，這種問題很難找他商談時，找老練的護士談也不失為好方法。

腹部不能用力時也不可焦躁

動過開腹手術的人，會有一段肚子不能用力、腹肌衰弱，光是站著、走路就很辛苦的時期。無法如預期般恢復的情形是大家都一樣的。

出院後，首先要從謹慎的行動開始。先從小的、輕的、少量的東西拿起，走路時間也要短，然後再慢慢加重重量及加長距離。我們的大致目標是「手術後一個半月~兩個月，再恢復到普通生活」，不過要視個人身體的狀況而定。累了即休息，以此為原則，不要勉強，以循序漸進的方式恢復普通生活。

過了一年半載，腹肌一定可以恢復。以適合自己的步調，不疾不徐、一步一步的恢復到健康生活才是明智之舉。

回到職場也要一步一步來

一般而言，重回職場的時間，若光是動手術，則是手術後兩個月，若是放射線治療，可能要三個月～四個月，若是手術加抗癌劑時，則就有很大的個別差異了。

不過，手術後的恢復也同樣具有個別差異，所以，如果能請醫師按自己的體調開診斷書是最好不過了。

雖然會擔心請假太久不好，但復職時也不可過於勉強。和做家事一樣，也需要復健期。一般而言通勤是最辛苦的，所以可跟上司好好商量，先從短時間上班開始。最好不要一開始就完全恢復平常的工作時間，可先從半天↓三點為止↓五點為止的慢慢增時的方式，讓身體慢慢去適應是最理想的。

在不勉強的狀況下，手術前的運動仍可持續

「醫師，教我如何使身體快點恢復的體操或運動。我一定會

努力做的」，這是患者經常問我的問題……。

通常我會說「盡量多走路」，並不會鼓勵患者「這項要多做」，或是禁止他們「這個不許做」。

不過，以往不太常運動的人，會以為「不鍛鍊身體不行」、「一定要使身體強壯起來」，而開始從事不熟悉的運動，這樣反而會使體調紊亂，這倒反叫人擔心。

手術後的目標，是要使身體自然恢復到原先的生活，若以往喜歡游泳，就要恢復到能夠游泳的生活。喜歡打高爾夫球的人，能夠調整體調，直到能去打高爾夫球。

以前，有位手術後已過三年的患者，小心翼翼的問我：「醫師，我能重新再打網球了嗎？」實在令我訝異。

以手術後一個半月為大致標準「可恢復平常生活」的意思，當然也包含可以繼續以往所喜好的網球。她的過於小心，反倒延後了可以享樂的時間。

當妳想動時，就做做妳想做的運動，這是最不會勉強，也不累人的方法。不必因為接受過癌症的治療，而刻意將運動當成作業非做不可。

家人的體貼能夠加速患者的復原

我希望能永遠成為患者堅強的同志，因此在對家屬提到在家療養的注意事項時，一定會吩咐他們要照患者的心意去做。主治醫師的話，家人都能認真聽取，所以患者的意思也能傳達給家人。

我的患者都能受到家人的全力配合，實在是太幸運了。如果回到自家後得不到家人的協助，會讓患者造成很大的負擔，若請主治醫師先和家人談一談的話，則會比較有效。

婦科是以女性患者為對象，長年經驗累積下來也看過患者背後形形色色的家人。尤其在聽到患有「癌症」這種病時，更能看出人性。

丈夫及家人若能體貼的協助，病人比較會有積極的鬥志，病情也能明顯的好轉。這股神奇的力量真的非常顯著。所以，希望家屬能體貼的對待出院的患者。

若害怕復發，就要定期接受檢診

大家都聽過五年存活率這個名詞吧！如果癌在五年內沒有復發，則表示已完全痊癒。反之，不管是誰，在五年內都有復發及轉移的可能。因此，為了儘早掌握萬一的變化，定期檢診非常重要。

又怕復發、又不去檢診的患者，請務必要了解早期發現比什麼都還要重要。

實際檢診的時間，像北里大學醫院就規定在出院後二週內進行第一次檢診，那是為了確定復原狀態的檢診。

一年內，若無異常的話則改為一個月一次。檢診時通常會進行內診、血液檢查、細胞診。以半年或一年為一個階段，實施X光檢查、CT電腦斷層掃描、超音波檢查等。血液檢查是檢查有無白血球、血小板減少的情形，有無貧血、肝機能障礙、腎機能障礙等，利用腫瘤標記調查有無復發。

一年後若都沒問題，檢診的間隔可逐漸拉長。當然還是要視病情而定，每個人都不盡相同，端看檢查的內容、腫瘤標記的數值等而定。

治療後五年內的定期檢診，首先，當然是讓患者自己來管理自己的身體並求得安心。另外還有一點，就是想藉著治癒率的數字證明「克服癌症之後也能變得這麼有元氣」，鼓勵患有同類疾病的患者，也務必要持續來接受檢診。

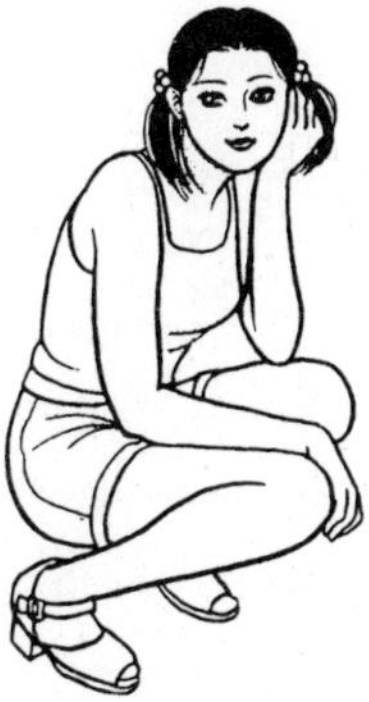

子宮癌的Q&A

Q 動手術拿掉子宮後，體型和聲音會不會變得男性化？

A 子宮本身不會分泌荷爾蒙，所以切除後不會有任何的變化。要變成男性化，體內就必須有男性荷爾蒙，但若無特殊疾病時，女性體內並不會分泌過多的男性荷爾蒙，所以不會因拿掉子宮就分泌過多的男性荷爾蒙。

子宮拿掉後即無月經、不會懷孕，只要還有卵巢存在，荷爾蒙分泌上就不會有變化。拿掉卵巢會出現類似更年期障礙的症狀，但喪失卵巢機能的高齡女性，也不見得全都男性化了吧！

會有這樣的誤解，可能是「拿掉子宮就不再是女人」，這種錯誤的常識所造成的！

Q 懷孕中發現了子宮頸癌。可以持續懷孕並一面接受治療嗎？

A

懷孕中的癌症治療，大多很難判斷。

若是初期的頸癌，要視患者期望孩子的程度，以及發現癌症時的懷孕週數來決定處理的方法。醫生與患者需充分溝通。若是0期的癌症，有的醫生是認為等孩子生下後再開始治療。但若以為是0期，結果經由切下的組織，發現情況已比預期中惡化，所以有時實在很難決斷。

若是在懷孕初期，大多會放棄這次，先趁早擊退癌症，等癌症痊癒再說。若已是在懷孕的後半期，則會在生產後進行鐳射治療。

若在懷孕初期發現到Ｉｂ期以上的癌症，則必須進行廣泛全子宮切除術，無法繼續懷孕。

若是胎兒在二十五週左右時也很麻煩。再過一段時間胎兒即可存活，所以會等到那時再以剖腹產的方式生下孩子，然後再以人工哺育方式養育未足月兒。若是已超過三十週，則通常會剖腹生產時順便動切除癌細胞的手術。

Q　**兩年前曾動過子宮頸癌的手術。但現在外子要調職到美國，我也想同行。那定期檢診該怎麼辦？**

A　手術後至少五年內都必須接受定期檢診，所以先跟主治醫師談談，問看看妳想跟丈夫一起去是否恰當。如果沒問題，可請醫師寫英文的介紹信。同時也可以請丈夫詢問當地的情形，一定要找一家值得信賴的婦科醫院。向住在當地的相同國籍的太太打聽一下，也不失為好方法。

另外，醫療保險的問題也要先打聽清楚。在美國，若沒有加入社會醫療保險，則必須付很高的醫療費用。適用範圍是門診而已還是連住院都包括，似乎有各種不同的規定，所以事先確認較好。

然後就是妳的語言能力了。總之，一定要先學會用英文來說明自己的疾病及症狀，否則……。

Q　**據說得子宮體癌後，容易變成重複癌，這是真的嗎？**

A　所謂的重複癌，是指一個人不只得了子宮體癌，還得到其他的癌。

子宮體癌之所以變成重複癌，可能是體質及遺傳基因較強所致。與乳癌、卵巢癌、大腸癌、直腸癌等併發的機率很高。建議體癌的患者，務必要接受乳癌檢診、大腸癌檢診。

Q 發現有子宮體癌，但醫師說併發症太多，沒辦法動手術。這樣下去，癌症會繼續惡化嗎？

A 子宮體癌的患者，以五十歲以上的人居多，也因此大多有肥胖、糖尿病、高血壓等疾病。依這些併發症的程度而定，如果一段時間後，糖尿病、高血壓都已控制住，則大多會考慮動手術。放射線對體癌的功效較差，但如果無法動手術時，也可以用放射線或抗癌劑來治療，請務必要接受治療。

現在利用CT斷層掃描或MRI等都能正確掌握癌症的動態，所以併發症較多的人，也可以盡量縮小切除範圍，且麻醉也很進步。在內、外科以及其他科醫師的協助下，對於這類患者，逐漸也可以動手術來治療了。

另外，有子宮頸癌且還有其他併發症的人，要立刻接受放射線治療。與其等到一切都在控制之下再動手術，不如先用放射線治療較好。

Q　照射放射線時，聽說要先移開卵巢，這可能嗎？

A　年輕的頸癌患者，可利用手術留下卵巢。但是，若手術後再進行放射線治療，卵巢的機能會因放射線而喪失。這樣就失去刻意留下卵巢的意義了，因此會將兩邊的卵巢如圖9般從原來的位置，移動到放射線照射不到的位置。以前是移到乳房下方，但現在大多是移到圖9的位置。一旦移動，就永遠待在新地方了，不會再移回原位。在移到的位置上，卵巢依舊和往常般發揮功能。

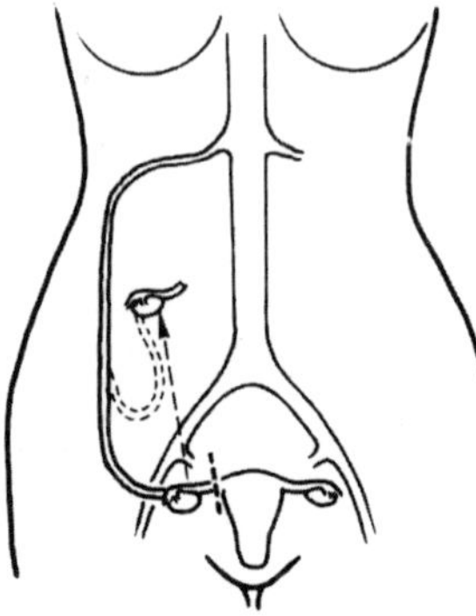

圖9　卵巢的移動

Q　我正在服用抗癌劑的藥，但副作用實在令我痛苦不已。可不可以任意停止呢？

A　既然是基於必要所開的藥物，怎可任意停止呢？有哪些副作用、痛苦到何種程度，可跟醫師說。如果非吃不可的藥，我想醫師應該會開些可以減輕副作用症狀的藥。若是有相同功能的藥，也許醫師會考慮換藥。若是「為以防萬一而開藥」，也許也可以先問問「若是這麼痛苦可不可以停掉」。總之，一定要和主治醫師商量。

Q **想要到設備完善，有癌症專門醫生的醫院去就診，沒有介紹信就進不了嗎？**

A 最近，有醫院責任分擔的規定，所以需要介紹信才進得去的醫院增加了。像北里大學醫院，因為屬於特定機能醫院，所以基本上需要介紹信。而縣立癌症中心等公家機關，也變成無介紹信就無法進行診療的機構了。

介紹信是要請現在幫妳治療的醫師寫下妳的病情介紹，若無特別狀況，醫師應該都會寫。可能的話，要把以往的治療經過及檢查結果一併附上，這樣在新醫院的檢查才能順利進行。

Q **靠腫瘤標記可診斷出子宮癌嗎？**

A 若是子宮頸部扁平上皮癌，稱做SCC的腫瘤標記會上升。但是這個標記，像0期等初期癌症，大多在正常範圍內，所以不適合用來發現早期癌症，而進行癌症則會出現很高的數值，所以在手術後或放射線療法後用這個來調查，可以發現比治療前的腫瘤標記下降許多，有助於判定治療效果。此外，腫瘤標記也很適合用來掌握復發的癌症。

【作者介紹】
上坊敏子

1948 年　出生於日本名古屋。
1973 年　畢業名古屋大學醫學部。同年五月一日，進入新設不久的北里大學醫院就職，邁開醫師生活的第一步，同時結婚。
1978 年　擔任北里大學醫學部研究員，在出差到國際親善醫院的半年內，於 1979 年，通過日本臨床細胞學會細胞診指導醫師的測驗（指導醫師 No. 271）。
1980 年　就任北里大學醫學部的講師，迄今。
1984 年　以「子宮頸癌 I a 期的組織病理學的檢討」爲主論文取得學位。
致力於婦科腫瘤學研究之外，還指導年輕的醫生、教育學生，負責診療、手術，每天都很忙碌。育有一女，現在就讀大學，目前在名古屋租屋住宿。

索　引

※粗黑體數字為說明

（以筆劃順序排列）

大展出版社有限公司
品冠文化出版社

圖書目錄

地址：台北市北投區(石牌)
致遠一路二段 12 巷 1 號
郵撥：0166955～1

電話：(02)28236031
28236033
傳真：(02)28272069

・法律專欄連載・電腦編號 58

台大法學院 法律學系／策劃
法律服務社／編著

1. 別讓您的權利睡著了 1 200 元
2. 別讓您的權利睡著了 2 200 元

・秘傳占卜系列・電腦編號 14

1.	手相術	淺野八郎著	180 元
2.	人相術	淺野八郎著	180 元
3.	西洋占星術	淺野八郎著	180 元
4.	中國神奇占卜	淺野八郎著	150 元
5.	夢判斷	淺野八郎著	150 元
6.	前世、來世占卜	淺野八郎著	150 元
7.	法國式血型學	淺野八郎著	150 元
8.	靈感、符咒學	淺野八郎著	150 元
9.	紙牌占卜學	淺野八郎著	150 元
10.	ESP 超能力占卜	淺野八郎著	150 元
11.	猶太數的秘術	淺野八郎著	150 元
12.	新心理測驗	淺野八郎著	160 元
13.	塔羅牌預言秘法	淺野八郎著	200 元

・趣味心理講座・電腦編號 15

1.	性格測驗① 探索男與女	淺野八郎著	140 元
2.	性格測驗② 透視人心奧秘	淺野八郎著	140 元
3.	性格測驗③ 發現陌生的自己	淺野八郎著	140 元
4.	性格測驗④ 發現你的真面目	淺野八郎著	140 元
5.	性格測驗⑤ 讓你們吃驚	淺野八郎著	140 元
6.	性格測驗⑥ 洞穿心理盲點	淺野八郎著	140 元
7.	性格測驗⑦ 探索對方心理	淺野八郎著	140 元
8.	性格測驗⑧ 由吃認識自己	淺野八郎著	160 元
9.	性格測驗⑨ 戀愛知多少	淺野八郎著	160 元

10. 性格測驗⑩ 由裝扮瞭解人心	淺野八郎著	160元
11. 性格測驗⑪ 敲開內心玄機	淺野八郎著	140元
12. 性格測驗⑫ 透視你的未來	淺野八郎著	160元
13. 血型與你的一生	淺野八郎著	160元
14. 趣味推理遊戲	淺野八郎著	160元
15. 行為語言解析	淺野八郎著	160元

・婦 幼 天 地・電腦編號 16

1. 八萬人減肥成果	黃靜香譯	180元
2. 三分鐘減肥體操	楊鴻儒譯	150元
3. 窈窕淑女美髮秘訣	柯素娥譯	130元
4. 使妳更迷人	成　玉譯	130元
5. 女性的更年期	官舒妍編譯	160元
6. 胎內育兒法	李玉瓊編譯	150元
7. 早產兒袋鼠式護理	唐岱蘭譯	200元
8. 初次懷孕與生產	婦幼天地編譯組	180元
9. 初次育兒 12 個月	婦幼天地編譯組	180元
10. 斷乳食與幼兒食	婦幼天地編譯組	180元
11. 培養幼兒能力與性向	婦幼天地編譯組	180元
12. 培養幼兒創造力的玩具與遊戲	婦幼天地編譯組	180元
13. 幼兒的症狀與疾病	婦幼天地編譯組	180元
14. 腿部苗條健美法	婦幼天地編譯組	180元
15. 女性腰痛別忽視	婦幼天地編譯組	150元
16. 舒展身心體操術	李玉瓊編譯	130元
17. 三分鐘臉部體操	趙薇妮著	160元
18. 生動的笑容表情術	趙薇妮著	160元
19. 心曠神怡減肥法	川津祐介著	130元
20. 內衣使妳更美麗	陳玄茹譯	130元
21. 瑜伽美姿美容	黃靜香編著	180元
22. 高雅女性裝扮學	陳珮玲譯	180元
23. 蠶糞肌膚美顏法	坂梨秀子著	160元
24. 認識妳的身體	李玉瓊譯	160元
25. 產後恢復苗條體態	居理安・芙萊喬著	200元
26. 正確護髮美容法	山崎伊久江著	180元
27. 安琪拉美姿養生學	安琪拉蘭斯博瑞著	180元
28. 女體性醫學剖析	增田豐著	220元
29. 懷孕與生產剖析	岡部綾子著	180元
30. 斷奶後的健康育兒	東城百合子著	220元
31. 引出孩子幹勁的責罵藝術	多湖輝著	170元
32. 培養孩子獨立的藝術	多湖輝著	170元
33. 子宮肌瘤與卵巢囊腫	陳秀琳編著	180元
34. 下半身減肥法	納他夏・史達賓著	180元
35. 女性自然美容法	吳雅菁編著	180元

36. 再也不發胖	池園悅太郎著	170 元
37. 生男生女控制術	中垣勝裕著	220 元
38. 使妳的肌膚更亮麗	楊　皓編著	170 元
39. 臉部輪廓變美	芝崎義夫著	180 元
40. 斑點、皺紋自己治療	高須克彌著	180 元
41. 面皰自己治療	伊藤雄康著	180 元
42. 隨心所欲瘦身冥想法	原久子著	180 元
43. 胎兒革命	鈴木丈織著	180 元
44. NS 磁氣平衡法塑造窈窕奇蹟	古屋和江著	180 元
45. 享瘦從腳開始	山田陽子著	180 元
46. 小改變瘦 4 公斤	宮本裕子著	180 元
47. 軟管減肥瘦身	高橋輝男著	180 元
48. 海藻精神秘美容法	劉名揚編著	180 元
49. 肌膚保養與脫毛	鈴木真理著	180 元
50. 10 天減肥 3 公斤	彤雲編輯組	180 元
51. 穿出自己的品味	西村玲子著	280 元
52. 小孩髮型設計	李芳黛譯	250 元

・青春天地・電腦編號 17

1. A 血型與星座	柯素娥編譯	160 元
2. B 血型與星座	柯素娥編譯	160 元
3. O 血型與星座	柯素娥編譯	160 元
4. AB 血型與星座	柯素娥編譯	120 元
5. 青春期性教室	呂貴嵐編譯	130 元
7. 難解數學破題	宋釗宜編譯	130 元
9. 小論文寫作秘訣	林顯茂編譯	120 元
11. 中學生野外遊戲	熊谷康編著	120 元
12. 恐怖極短篇	柯素娥編譯	130 元
13. 恐怖夜話	小毛驢編譯	130 元
14. 恐怖幽默短篇	小毛驢編譯	120 元
15. 黑色幽默短篇	小毛驢編譯	120 元
16. 靈異怪談	小毛驢編譯	130 元
17. 錯覺遊戲	小毛驢編著	130 元
18. 整人遊戲	小毛驢編著	150 元
19. 有趣的超常識	柯素娥編譯	130 元
20. 哦！原來如此	林慶旺編譯	130 元
21. 趣味競賽 100 種	劉名揚編譯	120 元
22. 數學謎題入門	宋釗宜編譯	150 元
23. 數學謎題解析	宋釗宜編譯	150 元
24. 透視男女心理	林慶旺編譯	120 元
25. 少女情懷的自白	李桂蘭編譯	120 元
26. 由兄弟姊妹看命運	李玉瓊編譯	130 元
27. 趣味的科學魔術	林慶旺編譯	150 元

28. 趣味的心理實驗室	李燕玲編譯	150元
29. 愛與性心理測驗	小毛驢編譯	130元
30. 刑案推理解謎	小毛驢編譯	180元
31. 偵探常識推理	小毛驢編譯	180元
32. 偵探常識解謎	小毛驢編譯	130元
33. 偵探推理遊戲	小毛驢編譯	180元
34. 趣味的超魔術	廖玉山編著	150元
35. 趣味的珍奇發明	柯素娥編著	150元
36. 登山用具與技巧	陳瑞菊編著	150元
37. 性的漫談	蘇燕謀編著	180元
38. 無的漫談	蘇燕謀編著	180元
39. 黑色漫談	蘇燕謀編著	180元
40. 白色漫談	蘇燕謀編著	180元

・健 康 天 地・電腦編號 18

1. 壓力的預防與治療	柯素娥編譯	130元
2. 超科學氣的魔力	柯素娥編譯	130元
3. 尿療法治病的神奇	中尾良一著	130元
4. 鐵證如山的尿療法奇蹟	廖玉山譯	120元
5. 一日斷食健康法	葉慈容編譯	150元
6. 胃部強健法	陳炳崑譯	120元
7. 癌症早期檢查法	廖松濤譯	160元
8. 老人痴呆症防止法	柯素娥編譯	130元
9. 松葉汁健康飲料	陳麗芬編譯	130元
10. 揉肚臍健康法	永井秋夫著	150元
11. 過勞死、猝死的預防	卓秀貞編譯	130元
12. 高血壓治療與飲食	藤山順豐著	180元
13. 老人看護指南	柯素娥編譯	150元
14. 美容外科淺談	楊啟宏著	150元
15. 美容外科新境界	楊啟宏著	150元
16. 鹽是天然的醫生	西英司郎著	140元
17. 年輕十歲不是夢	梁瑞麟譯	200元
18. 茶料理治百病	桑野和民著	180元
19. 綠茶治病寶典	桑野和民著	150元
20. 杜仲茶養顏減肥法	西田博著	150元
21. 蜂膠驚人療效	瀨長良三郎著	180元
22. 蜂膠治百病	瀨長良三郎著	180元
23. 醫藥與生活(一)	鄭炳全著	180元
24. 鈣長生寶典	落合敏著	180元
25. 大蒜長生寶典	木下繁太郎著	160元
26. 居家自我健康檢查	石川恭三著	160元
27. 永恆的健康人生	李秀鈴譯	200元
28. 大豆卵磷脂長生寶典	劉雪卿譯	150元

29. 芳香療法	梁艾琳譯	160 元
30. 醋長生寶典	柯素娥譯	180 元
31. 從星座透視健康	席拉・吉蒂斯著	180 元
32. 愉悅自在保健學	野本二士夫著	160 元
33. 裸睡健康法	丸山淳士等著	160 元
34. 糖尿病預防與治療	藤田順豐著	180 元
35. 維他命長生寶典	菅原明子著	180 元
36. 維他命 C 新效果	鐘文訓編	150 元
37. 手、腳病理按摩	堤芳朗著	160 元
38. AIDS 瞭解與預防	彼得塔歇爾著	180 元
39. 甲殼質殼聚糖健康法	沈永嘉譯	160 元
40. 神經痛預防與治療	木下真男著	160 元
41. 室內身體鍛鍊法	陳炳崑編著	160 元
42. 吃出健康藥膳	劉大器編著	180 元
43. 自我指壓術	蘇燕謀編著	160 元
44. 紅蘿蔔汁斷食療法	李玉瓊編著	150 元
45. 洗心術健康秘法	竺翠萍編譯	170 元
46. 枇杷葉健康療法	柯素娥編譯	180 元
47. 抗衰血癒	楊啟宏著	180 元
48. 與癌搏鬥記	逸見政孝著	180 元
49. 冬蟲夏草長生寶典	高橋義博著	170 元
50. 痔瘡・大腸疾病先端療法	宮島伸宜著	180 元
51. 膠布治癒頑固慢性病	加瀨建造著	180 元
52. 芝麻神奇健康法	小林貞作著	170 元
53. 香煙能防止癡呆？	高田明和著	180 元
54. 穀菜食治癌療法	佐藤成志著	180 元
55. 貼藥健康法	松原英多著	180 元
56. 克服癌症調和道呼吸法	帶津良一著	180 元
57. B 型肝炎預防與治療	野村喜重郎著	180 元
58. 青春永駐養生導引術	早島正雄著	180 元
59. 改變呼吸法創造健康	原久子著	180 元
60. 荷爾蒙平衡養生秘訣	出村博著	180 元
61. 水美肌健康法	井戶勝富著	170 元
62. 認識食物掌握健康	廖梅珠編著	170 元
63. 痛風劇痛消除法	鈴木吉彥著	180 元
64. 酸莖菌驚人療效	上田明彥著	180 元
65. 大豆卵磷脂治現代病	神津健一著	200 元
66. 時辰療法—危險時刻凌晨 4 時	呂建強等著	180 元
67. 自然治癒力提升法	帶津良一著	180 元
68. 巧妙的氣保健法	藤平墨子著	180 元
69. 治癒 C 型肝炎	熊田博光著	180 元
70. 肝臟病預防與治療	劉名揚編著	180 元
71. 腰痛平衡療法	荒井政信著	180 元
72. 根治多汗症、狐臭	稻葉益巳著	220 元

73. 40 歲以後的骨質疏鬆症	沈永嘉譯	180 元
74. 認識中藥	松下一成著	180 元
75. 認識氣的科學	佐佐木茂美著	180 元
76. 我戰勝了癌症	安田伸著	180 元
77. 斑點是身心的危險信號	中野進著	180 元
78. 艾波拉病毒大震撼	玉川重德著	180 元
79. 重新還我黑髮	桑名隆一郎著	180 元
80. 身體節律與健康	林博史著	180 元
81. 生薑治萬病	石原結實著	180 元
82. 靈芝治百病	陳瑞東著	180 元
83. 木炭驚人的威力	大槻彰著	200 元
84. 認識活性氧	井土貴司著	180 元
85. 深海鮫治百病	廖玉山編著	180 元
86. 神奇的蜂王乳	井上丹治著	180 元
87. 卡拉 OK 健腦法	東潔著	180 元
88. 卡拉 OK 健康法	福田伴男著	180 元
89. 醫藥與生活㈡	鄭炳全著	200 元
90. 洋蔥治百病	宮尾興平著	180 元
91. 年輕 10 歲快步健康法	石塚忠雄著	180 元
92. 石榴的驚人神效	岡本順子著	180 元
93. 飲料健康法	白鳥早奈英著	180 元
94. 健康棒體操	劉名揚編譯	180 元
95. 催眠健康法	蕭京凌編著	180 元
96. 鬱金（美王）治百病	水野修一著	180 元
97. 醫藥與生活㈢	鄭炳全著	200 元

・實用女性學講座・電腦編號 19

1. 解讀女性內心世界	島田一男著	150 元
2. 塑造成熟的女性	島田一男著	150 元
3. 女性整體裝扮學	黃靜香編著	180 元
4. 女性應對禮儀	黃靜香編著	180 元
5. 女性婚前必修	小野十傳著	200 元
6. 徹底瞭解女人	田口二州著	180 元
7. 拆穿女性謊言 88 招	島田一男著	200 元
8. 解讀女人心	島田一男著	200 元
9. 俘獲女性絕招	志賀貢著	200 元
10. 愛情的壓力解套	中村理英子著	200 元
11. 妳是人見人愛的女孩	廖松濤編著	200 元

・校園系列・電腦編號 20

1. 讀書集中術	多湖輝著	180 元

2. 應考的訣竅	多湖輝著	150元
3. 輕鬆讀書贏得聯考	多湖輝著	150元
4. 讀書記憶秘訣	多湖輝著	150元
5. 視力恢復！超速讀術	江錦雲譯	180元
6. 讀書36計	黃柏松編著	180元
7. 驚人的速讀術	鐘文訓編著	170元
8. 學生課業輔導良方	多湖輝著	180元
9. 超速讀超記憶法	廖松濤編著	180元
10. 速算解題技巧	宋釗宜編著	200元
11. 看圖學英文	陳炳崑編著	200元
12. 讓孩子最喜歡數學	沈永嘉譯	180元
13. 催眠記憶術	林碧清譯	180元
14. 催眠速讀術	林碧清譯	180元
15. 數學式思考學習法	劉淑錦譯	200元
16. 考試憑要領	劉孝暉著	180元
17. 事半功倍讀書法	王毅希著	200元
18. 超金榜題名術	陳蒼杰譯	200元
19. 靈活記憶術	林耀慶編著	180元

・實用心理學講座・電腦編號 21

1. 拆穿欺騙伎倆	多湖輝著	140元
2. 創造好構想	多湖輝著	140元
3. 面對面心理術	多湖輝著	160元
4. 偽裝心理術	多湖輝著	140元
5. 透視人性弱點	多湖輝著	140元
6. 自我表現術	多湖輝著	180元
7. 不可思議的人性心理	多湖輝著	180元
8. 催眠術入門	多湖輝著	150元
9. 責罵部屬的藝術	多湖輝著	150元
10. 精神力	多湖輝著	150元
11. 厚黑說服術	多湖輝著	150元
12. 集中力	多湖輝著	150元
13. 構想力	多湖輝著	150元
14. 深層心理術	多湖輝著	160元
15. 深層語言術	多湖輝著	160元
16. 深層說服術	多湖輝著	180元
17. 掌握潛在心理	多湖輝著	160元
18. 洞悉心理陷阱	多湖輝著	180元
19. 解讀金錢心理	多湖輝著	180元
20. 拆穿語言圈套	多湖輝著	180元
21. 語言的內心玄機	多湖輝著	180元
22. 積極力	多湖輝著	180元

・超現實心理講座・電腦編號 22

1. 超意識覺醒法	詹蔚芬編譯	130 元
2. 護摩秘法與人生	劉名揚編譯	130 元
3. 秘法！超級仙術入門	陸明譯	150 元
4. 給地球人的訊息	柯素娥編著	150 元
5. 密教的神通力	劉名揚編著	130 元
6. 神秘奇妙的世界	平川陽一著	200 元
7. 地球文明的超革命	吳秋嬌譯	200 元
8. 力量石的秘密	吳秋嬌譯	180 元
9. 超能力的靈異世界	馬小莉譯	200 元
10. 逃離地球毀滅的命運	吳秋嬌譯	200 元
11. 宇宙與地球終結之謎	南山宏著	200 元
12. 驚世奇功揭秘	傅起鳳著	200 元
13. 啟發身心潛力心象訓練法	栗田昌裕著	180 元
14. 仙道術遁甲法	高藤聰一郎著	220 元
15. 神通力的秘密	中岡俊哉著	180 元
16. 仙人成仙術	高藤聰一郎著	200 元
17. 仙道符咒氣功法	高藤聰一郎著	220 元
18. 仙道風水術尋龍法	高藤聰一郎著	200 元
19. 仙道奇蹟超幻像	高藤聰一郎著	200 元
20. 仙道鍊金術房中法	高藤聰一郎著	200 元
21. 奇蹟超醫療治癒難病	深野一幸著	220 元
22. 揭開月球的神秘力量	超科學研究會	180 元
23. 西藏密教奧義	高藤聰一郎著	250 元
24. 改變你的夢術入門	高藤聰一郎著	250 元
25. 21 世紀拯救地球超技術	深野一幸著	250 元

・養 生 保 健・電腦編號 23

1. 醫療養生氣功	黃孝寬著	250 元
2. 中國氣功圖譜	余功保著	250 元
3. 少林醫療氣功精粹	井玉蘭著	250 元
4. 龍形實用氣功	吳大才等著	220 元
5. 魚戲增視強身氣功	宮　嬰著	220 元
6. 嚴新氣功	前新培金著	250 元
7. 道家玄牝氣功	張　章著	200 元
8. 仙家秘傳袪病功	李遠國著	160 元
9. 少林十大健身功	秦慶豐著	180 元
10. 中國自控氣功	張明武著	250 元
11. 醫療防癌氣功	黃孝寬著	250 元
12. 醫療強身氣功	黃孝寬著	250 元
13. 醫療點穴氣功	黃孝寬著	250 元

14. 中國八卦如意功	趙維漢著	180 元
15. 正宗馬禮堂養氣功	馬禮堂著	420 元
16. 秘傳道家筋經內丹功	王慶餘著	280 元
17. 三元開慧功	辛桂林著	250 元
18. 防癌治癌新氣功	郭　林著	180 元
19. 禪定與佛家氣功修煉	劉天君著	200 元
20. 顛倒之術	梅自強著	360 元
21. 簡明氣功辭典	吳家駿編	360 元
22. 八卦三合功	張全亮著	230 元
23. 朱砂掌健身養生功	楊永著	250 元
24. 抗老功	陳九鶴著	230 元
25. 意氣按穴排濁自療法	黃啟運編著	250 元
26. 陳式太極拳養生功	陳正雷著	200 元
27. 健身祛病小功法	王培生著	200 元
28. 張式太極混元功	張春銘著	250 元
29. 中國璇密功	羅琴編著	250 元

・社會人智囊・電腦編號 24

1. 糾紛談判術	清水增三著	160 元
2. 創造關鍵術	淺野八郎著	150 元
3. 觀人術	淺野八郎著	180 元
4. 應急詭辯術	廖英迪編著	160 元
5. 天才家學習術	木原武一著	160 元
6. 貓型狗式鑑人術	淺野八郎著	180 元
7. 逆轉運掌握術	淺野八郎著	180 元
8. 人際圓融術	澀谷昌三著	160 元
9. 解讀人心術	淺野八郎著	180 元
10. 與上司水乳交融術	秋元隆司著	180 元
11. 男女心態定律	小田晉著	180 元
12. 幽默說話術	林振輝編著	200 元
13. 人能信賴幾分	淺野八郎著	180 元
14. 我一定能成功	李玉瓊譯	180 元
15. 獻給青年的嘉言	陳蒼杰譯	180 元
16. 知人、知面、知其心	林振輝編著	180 元
17. 塑造堅強的個性	坂上肇著	180 元
18. 為自己而活	佐藤綾子著	180 元
19. 未來十年與愉快生活有約	船井幸雄著	180 元
20. 超級銷售話術	杜秀卿譯	180 元
21. 感性培育術	黃靜香編著	180 元
22. 公司新鮮人的禮儀規範	蔡媛惠譯	180 元
23. 傑出職員鍛鍊術	佐佐木正著	180 元
24. 面談獲勝戰略	李芳黛譯	180 元
25. 金玉良言撼人心	森純大著	180 元

26. 男女幽默趣典	劉華亭編著	180 元
27. 機智說話術	劉華亭編著	180 元
28. 心理諮商室	柯素娥譯	180 元
29. 如何在公司崢嶸頭角	佐佐木正著	180 元
30. 機智應對術	李玉瓊編著	200 元
31. 克服低潮良方	坂野雄二著	180 元
32. 智慧型說話技巧	沈永嘉編著	180 元
33. 記憶力、集中力增進術	廖松濤編著	180 元
34. 女職員培育術	林慶旺編著	180 元
35. 自我介紹與社交禮儀	柯素娥編著	180 元
36. 積極生活創幸福	田中真澄著	180 元
37. 妙點子超構想	多湖輝著	180 元
38. 說 NO 的技巧	廖玉山編著	180 元
39. 一流說服力	李玉瓊編著	180 元
40. 般若心經成功哲學	陳鴻蘭編著	180 元
41. 訪問推銷術	黃靜香編著	180 元
42. 男性成功秘訣	陳蒼杰編著	180 元
43. 笑容、人際智商	宮川澄子著	180 元
44. 多湖輝的構想工作室	多湖輝著	200 元
45. 名人名語啟示錄	喬家楓著	180 元
46. 口才必勝術	黃柏松編著	220 元
47. 能言善道的說話術	章智冠編著	180 元
48. 改變人心成為贏家	多湖輝著	200 元
49. 說服的ＩＱ	沈永嘉譯	200 元
50. 提升腦力超速讀術	齊藤英治著	200 元
51. 操控對手百戰百勝	多湖輝著	200 元
52. 面試成功戰略	柯素娥編著	200 元
53. 摸透男人心	劉華亭編著	180 元
54. 撼動人心優勢口才	龔伯牧編著	180 元

·精 選 系 列· 電腦編號 25

1. 毛澤東與鄧小平	渡邊利夫等著	280 元
2. 中國大崩裂	江戶介雄著	180 元
3. 台灣・亞洲奇蹟	上村幸治著	220 元
4. 7-ELEVEN 高盈收策略	國友隆一著	180 元
5. 台灣獨立（新・中國日本戰爭一）	森詠著	200 元
6. 迷失中國的末路	江戶雄介著	220 元
7. 2000 年 5 月全世界毀滅	紫藤甲子男著	180 元
8. 失去鄧小平的中國	小島朋之著	220 元
9. 世界史爭議性異人傳	桐生操著	200 元
10. 淨化心靈享人生	松濤弘道著	220 元
11. 人生心情診斷	賴藤和寬著	220 元
12. 中美大決戰	檜山良昭著	220 元

13. 黃昏帝國美國 莊雯琳譯 220元
14. 兩岸衝突（新・中國日本戰爭二） 森詠著 220元
15. 封鎖台灣（新・中國日本戰爭三） 森詠著 220元
16. 中國分裂（新・中國日本戰爭四） 森詠著 220元
17. 由女變男的我 虎井正衛著 200元
18. 佛學的安心立命 松濤弘道著 220元
19. 世界喪禮大觀 松濤弘道著 280元
20. 中國內戰（新・中國日本戰爭五） 森詠著 220元
21. 台灣內亂（新・中國日本戰爭六） 森詠著 220元
22. 琉球戰爭①（新・中國日本戰爭七） 森詠著 220元
23. 琉球戰爭②（新・中國日本戰爭八） 森詠著 220元

・運動遊戲・電腦編號26

1. 雙人運動 李玉瓊譯 160元
2. 愉快的跳繩運動 廖玉山譯 180元
3. 運動會項目精選 王佑京譯 150元
4. 肋木運動 廖玉山譯 150元
5. 測力運動 王佑宗譯 150元
6. 游泳入門 唐桂萍編著 200元
7. 帆板衝浪 王勝利譯 300元

・休閒娛樂・電腦編號27

1. 海水魚飼養法 田中智浩著 300元
2. 金魚飼養法 曾雪玫譯 250元
3. 熱門海水魚 毛利匡明著 480元
4. 愛犬的教養與訓練 池田好雄著 250元
5. 狗教養與疾病 杉浦哲著 220元
6. 小動物養育技巧 三上昇著 300元
7. 水草選擇、培育、消遣 安齊裕司著 300元
8. 四季釣魚法 釣朋會著 200元
9. 簡易釣魚入門 張果馨譯 200元
10. 防波堤釣入門 張果馨譯 220元
20. 園藝植物管理 船越亮二著 220元
30. 汽車急救ＤＩＹ 陳瑞雄編著 200元
31. 巴士旅行遊戲 陳羲編著 180元
32. 測驗你的ＩＱ 蕭京凌編著 180元
33. 益智數字遊戲 廖玉山編著 180元
40. 撲克牌遊戲與贏牌秘訣 林振輝編著 180元
41. 撲克牌魔術、算命、遊戲 林振輝編著 180元
42. 撲克占卜入門 王家成編著 180元
50. 兩性幽默 幽默選集編輯組 180元

51. 異色幽默 幽默選集編輯組 180 元

・銀髮族智慧學・電腦編號 28

1. 銀髮六十樂逍遙 多湖輝著 170 元
2. 人生六十反年輕 多湖輝著 170 元
3. 六十歲的決斷 多湖輝著 170 元
4. 銀髮族健身指南 孫瑞台編著 250 元
5. 退休後的夫妻健康生活 施聖茹譯 200 元

・飲食保健・電腦編號 29

1. 自己製作健康茶 大海淳著 220 元
2. 好吃、具藥效茶料理 德永睦子著 220 元
3. 改善慢性病健康藥草茶 吳秋嬌譯 200 元
4. 藥酒與健康果菜汁 成玉編著 250 元
5. 家庭保健養生湯 馬汴梁編著 220 元
6. 降低膽固醇的飲食 早川和志著 200 元
7. 女性癌症的飲食 女子營養大學 280 元
8. 痛風者的飲食 女子營養大學 280 元
9. 貧血者的飲食 女子營養大學 280 元
10. 高脂血症者的飲食 女子營養大學 280 元
11. 男性癌症的飲食 女子營養大學 280 元
12. 過敏者的飲食 女子營養大學 280 元
13. 心臟病的飲食 女子營養大學 280 元
14. 滋陰壯陽的飲食 王增著 220 元
15. 胃、十二指腸潰瘍的飲食 勝健一等著 280 元
16. 肥胖者的飲食 雨宮禎子等著 280 元

・家庭醫學保健・電腦編號 30

1. 女性醫學大全 雨森良彥著 380 元
2. 初為人父育兒寶典 小瀧周曹著 220 元
3. 性活力強健法 相建華著 220 元
4. 30 歲以上的懷孕與生產 李芳黛編著 220 元
5. 舒適的女性更年期 野末悅子著 200 元
6. 夫妻前戲的技巧 笠井寬司著 200 元
7. 病理足穴按摩 金慧明著 220 元
8. 爸爸的更年期 河野孝旺著 200 元
9. 橡皮帶健康法 山田晶著 180 元
10. 三十三天健美減肥 相建華等著 180 元
11. 男性健美入門 孫玉祿編著 180 元
12. 強化肝臟秘訣 主婦の友社編 200 元